JN120926

測れないものを
測るには？

医療従事者のための

評価スケール・予測モデルの考え方・活かし方

著――奥田千恵子
横浜薬科大学客員教授

金芳堂

序 文

本書は，前著「医薬研究者のための評価スケールの使い方と統計処理(2007年)」を基にしています．医療分野における評価スケールの使い方はこの15年間ほとんど変っていません．一方で，膨大な量の医療データや情報を利用して，診断や予後を予測する数学的モデルが盛んに開発されるようになりました．最近では医療分野にも人工知能（AI）を利用した意思決定支援ツールが組み込まれようとしています．

本書において，一見別物に見える「評価スケール」と「予測モデル」を同じテーブルに載せたのは，両者とも「真の値」，すなわち，長さや重さのように世界中どこでも通用する厳密に定義された基準がないものを測ることを目的としているからです．また，得られた測定値を，市販の測定機器によって得られたデータ並みに扱うことができるようにするために，いつ，誰が測っても同様の結果が得られるか（信頼性），また，測りたいものを正しく測定しているか（妥当性）が厳しく問われるという点も共通です．

とは言え，「評価スケール」と「予測モデル」の開発方法は異なっており，用語や統計学的手法も別々に発展してきた歴史的な背景があります．両者の利用頻度も専門分野によって大きく異なっています．多くの読者にとって，「評価スケール」と「予測モデル」を併せて論じる必要性はないのではないかという迷いもありました．

しかし，コロナ禍での医療の逼迫に際して，医学知識のない一般人が，発熱や全身倦怠感，味覚障害などの心もとない症状を頼りに「感染している確率」を見積もることを強いられるという異常事態を目の当たりにして，「測定とは何か」という根源的な問いに思い至りました．

人間が未だ測定機器を持たなかった頃，長さや重さのような基本的な物理量でさえ，感覚として認知できていてもあるがままの状態で測ることはできませんでした．指や腕など自分の身体を使って，対象を均一な単位量に分割するという数量化の手続きを経て，生活に必要なさまざまなものの長さを「数えて」いました．現代の医療分野では，「評価スケール」や「予測モデル」を数量化の手段として使って，機器では測れないものを測り，診断や予後を予測しています．

本書では，「予測モデル」を従来からの「評価スケール」の進化形として捉え，1章では主に用語に関して，2章から4章までは評価スケール，5章から7章までは予測モデルについて解説し，8章では「臨床家が求める予測モデルとはどのようなものなのか，今後どの方向に向かうのか」という問題を提起しました．専門分野での「評価スケール」や「予測モデル」の利用の有無にかかわらず，ぜひ全体を通してお読みください．

本書の着想を得たのは，新型コロナウイルス感染症（COVID-19）のパンデミックが発生して間もない頃でした．ようやく脱稿した今，発生から2年が過ぎようとしていますが未だ収束には至っていません．そのほとんどの期間，テレワークで複雑な編集作業をして下さった金芳堂の一堂芳恵氏に深く感謝いたします．

2022年4月

奥田千恵子

目　次

＜付録＞

1 測定とは

ヒトは自覚症状さえ信じられない

どうやら風邪をひいたらしい，熱がありそうと感じた時，わざわざ体温計を引っ張り出してくるのはなぜでしょう？　仕事や学校に行くか，それとも病院に行くか，あるいは解熱剤を飲むべきかどうか決めかねてとりあえず測ってみるのですが，たいしたことはないと思っていたら39℃もあったとか，逆にかなり熱がありそうなのに平熱に近かったとか，自覚症状が案外あてにならないこともあります．

発熱は生体防衛反応の１つの症状と考えられています．生体にとって有利か不利かという議論はありますが，発熱は哺乳類のみならず鳥類や爬虫類，両生類，魚類にいたるまで起こるようです．

本来，人間には発熱を体調の変化として正しく感知する能力が備わっていると思われるのですが，風邪ぐらいで大事な仕事を放り出せないとか，学校を休む口実になりそうだ，他人にうつしてはいけないなど，社会生活の中でのさまざまな思惑が働き，自分のバイタルサインの受信感度を鈍らせてしまっています．社会的動物であるヒトは，自分の体の温度という，一見単純な物理量でさえ確信が持てず，その結果，十分な休息をとるという，風邪に対する最も効果的な治療法を正しく選択できなくなっていると言えるかもしれません．体温計は病気の１つ側面を，客観的かつ定量的に捉えて，ヒトが取るべき行動の指標となってくれます．

数量化の始まり

私たちが体温計の表示する温度や，腕時計で測られた脈拍から体調の変化を知り，巻き尺や浴室の体重計でダイエットの成果を日々確認しているように，古代の人々にとって，感染症にかかったり大きな傷を負った後の体のほてりや冷え，動悸などが生死を分けるサインだったり，新生児がどの程度の大きさであれば無事に育つかといったことは大きな関心事だったのではないでしょうか．

人は誰でも，石ころや棒切れのように個々に独立して存在する物体なら，5個とか，3本と数えることができます．このような能力は生まれつき備わっていると言われています．ところが長さや重さ，熱さ，硬さなどの連続した量は，感覚として認知できていても，あるがままの状態で数えるということはできません．まず，なんらかのルールに基づいて対象を均一な単位量（unit）に分割するという，数量化（quantitation）の手続きが必要です．

分割された単位量の数を数えれば対象を測定したことになります．古代の人々は指や腕の長さなど，自分の身体を測定器具として，集団で生活していく中で必要なさまざまなものを測定していました．例えば，長さの単位であるインチ（inch）と寸は親指の横幅，フィート（feet）は足の大きさ，ヤード（yard）は手を伸ばした時の鼻先から親指まで，尺は手を広げた時の親指の先から中指の先までの長さを表しています．これらの単位の長さは時代を経て変化していったので，現在の値は当初のものとは異なっています*1．

心を測る

やがて測定の対象が人間の感覚を超え，心の内面までも測定可能と考えられるようになりました．中世の人々は確実さや徳，優美さなどという性質も，物理的な量と同じように数量化できると無邪気に考えたようですが，18世紀の哲学者，Immanuel Kant（1724–1804）は，心という見えざる対象を客観的に観察できるようにし，何らかの物差しを当てて数値で表すことの難しさを近代の心理学者たちの前に突きつけました．

1. 自らの心が自らの心を捉えることはできるか
2. 実体を欠く心を実証科学の対象とすることはできるか
3. あらゆる科学の基盤に数学があるが，心の科学にはそれがあるか

と，「Kantの呪縛」として知られている疑問を投げかけたのです．Kant自身は心の科学を成り立たせることは困難，ないしは不可能であると主張しています．

＊1　Crosby AW（著），小沢千恵子（訳）．数量化革命－ヨーロッパ覇権をもたらした世界観の誕生，紀伊國屋書店，東京，2003

計量心理学

Kantの呪縛からの開放を目指し，現代の計量心理学（psychometry）の先駆けとなったのは，19世紀半ばに，Ernst H. Weber（1795–1878）によって行われた触2点弁別閾の計測実験です．

触覚は痛覚や圧覚，温覚，冷覚などと同様，体性感覚の1つです．皮膚の上の2点を，ある距離をおいて，先の尖った装置（触覚計と呼ぶ）で刺激すると，2点の間に十分な間隔があれば異なった2点として感じることができますが，2点間の距離を徐々に短くしていくと，ある距離のところで1点と感じるようになります．この距離を触2点弁別閾値といいます．

Weberは身体各部位の皮膚上でこの触2点弁別閾値を測定し，感覚の鋭敏な部位と鈍感な部位があることを明らかにしました．現在では，触覚をはじめとするさまざま体性感覚を引き起こす刺激に対応する受容器が，実体として皮膚に存在することが知られていますが，当時としては，感覚という，当人しか知りようのない事象を，初めて，客観的な2点間の距離という物理的な量へと変換し，数値として捉えることができたのです[＊2]．

臨床で用いられるさまざまな指標

臨床において生体を測る目的は，患者の生体現象を正しく捉えて記録し，治療効果を高めるために利用することです．機器による測定が可能な生理学的検査や生化学検査以外にも，疾患・障害別の指標や全身性の病態重症度，精神・心理状態，日常生活活動などのさまざまな指標が用いられています．

何らかの方法で測定された数値が，医療現場や研究室で使用されている市販の測定機器によって得られたデータと同等に受け入れられるためには，いつ，誰が測っても同様の数値が得られるか（信頼性），また，測りたいものを正しく測定しているか（妥当性）といった計量心理学的性質（psychometric properties）を備えている必要があります．

また，日常臨床では指標が正確であることだけではなくて，簡便で誰でも

＊2　西川泰夫，大澤　光，他．計量心理学．放送大学教育振興会，東京，2006

測定できることや，臨床的に利用しやすいこと，非侵襲的であることなども重要な条件になります．

日常臨床における評価とは

日常臨床における評価（assessment）という言葉の使い方はそれほど厳密ではありませんが，機器による測定ができない，人間による価値判断を伴う事象が評価の対象となることが多いように思われます．

臨床現場では，一般的な生理学的測定や生化学検査以外にも，疾病による機能障害の指標として筋力や持久力，あるいは視力や聴力などの感覚の機器測定が行われていますが，客観的な医学的指標がない痛みや不安，生活の質（quality of life，QOL），治療満足度などの「評価」は患者の主観によらざるを得ません．また，治療者や介護者は，患者の疾患や障害の重症度，あるいは，疾患や障害によって患者の生活や社会参加がどの程度制限されるかなどを，専門家の意見を踏まえつつ，自らの臨床経験や直感に基づいて「評価」しています．

評価スケール

評価に用いるテストや質問票を，英語では“instrument”と呼びます．この言葉は，一般には機器や道具，楽器など，形のあるものを指しますが，手段や方便，（法律的）文書という意味でも使われています．臨床的な評価に利用する“instrument”は，「○○尺度」，「○○テスト」，「アセスメントツール」などと，使用される分野によってさまざまに邦訳されていますが，本書では「評価スケール」に統一しました．

評価スケールには，症状や状態を患者自身が評価するのか，それとも治療者や介護者が評価するのか，評価の視点があらかじめ決められています．いずれの視点であろうと，人間が行う評価には「主観」という人間特有の「偏り」が常に存在します．したがって，本書ではこのような評価スケールを「主観的・経験的評価スケール」と呼びます．

予測モデル

治療者・介護者は，暗黙のうちに患者の病態や重症度と関連がありそうな要因に思いをめぐらせて，経験的に，時には恣意的に，重みづけをしています．

近年，客観的な証拠に基づく医療（evidence based medicine, EBM）の高まりを受け，治療者・介護者の主観的・経験的評価のバイアスを最小限に抑えるために，リアルワールドデータ（real world data）と呼ばれるさまざまな臨床データを利用して，診断や予後を予測する試みが行われています．臨床データベースに含まれる人口統計学的データや基礎疾患，検査データなどの中から複数の因子を抽出して統計学的に導き出した数式，予測モデル（prediction model）によって，その患者に特定の疾患や状態が現時点で存在する，あるいは，ある期間に発生する確率（probability）を計算します[*3]．

診療ガイドラインでも推奨されるようになってきたため，さまざまな臨床領域で予測モデルが開発されています．予測ルール（prediction rule），確率評価（probability assessment），決定ルール（decision rule），リスクスコア（risk score）など，さまざまな名前で呼ばれていますが，本書では「予測モデル」に統一しました．

評価スケールと予測モデルの関係

個々の治療者・介護者の臨床判断と比べて，大規模な臨床データから導き出される予測モデルには本質的な利点があります．まず，予測モデルは個人が思いつくよりもはるかに多くの要因に対応できます．また，同一のデータが与えられた時，予測モデルによる判断は常に同じ結果になりますが，個人の臨床判断は経験の多寡によって一致しないことがあります．最後に，すでに臨床現場で利用されている予測モデルのいくつかは，その分野の専門家の

＊3　統計学用語としての予測（prediction）とは，ある研究対象者が「現在特定の疾患を有する」，あるいは，「一定の期間生存する」などの確率を推定することを指す．

臨床判断よりも正確であることが示されています[*4]．

しかし，実際に臨床のワークフローに組み込まれ，多くの臨床家に利用されている予測モデルはそれほど多くありません．現時点では，臨床家にとって使いにくい，覚えにくい，時間がかかり過ぎるなどと感じさせてしまう予測モデルが多いためです[*5]．その結果，予測モデルの多くは「ベッドサイドモデル」と呼ばれる簡略版に変換され，従来からの評価スケールと同じような使い方がされています（☞8.3　ベッドサイドモデル化）．

Rの利用

本書では，必要に応じて，架空のデータセットを用いた数値例により具体的な説明を行います．統計ソフトとしてRを用います[*6]．Rは国際共同研究プロジェクトで開発され，公開，配布されているオープンソースのフリーソフトウェアです．誰でも簡単に自分のパソコンにインストールすることができて，SASやSPSSなどの汎用統計パッケージに匹敵する解析能力を持っているので，医療分野でも利用者が増えてきているソフトです．

Rは自分でプログラミング（コンピュータに命令する用語を用いて記述）する必要があります．各数値例の［解説］，および〈付録1　Rの使い方〉に，必要最小限の基本的操作を説明しました．Rのライブラリに含まれる膨大な数の関数を利用して，わずか数行で複雑な解析を行うことができますが，系統的にRプログラミングを習得していただくには十分なスペースがありません．Rの入門書[*7]，R基本統計関数マニュアル[*8]や各数値例に用いたライブラリのマニュアルを参考にしてください．

＊4　Adams ST, Leveson SH. Clinical prediction rules. BMJ 2012; 344：d8312

＊5　Cowley LE, Farewell DM, et al. Methodological standards for the development and evaluation of clinical prediction rules: a review of the literature. Diagn Progn Res 2019; 3: 16

＊6　RはCRANサイト（https://cran.r-project.org/）から，数値例のデータセットは金芳堂ホームページ（https://www.kinpodo-pub.co.jp/）からダウンロードすることができる．

＊7　村井潤一郎．はじめてのR―ごく初歩の操作から統計解析の導入まで―，北大路書房，京都，2013

メニューバーやダイアログボックスを用いて操作することができるRの簡易版，EZR*9に搭載されている手法に関してはメニュー操作を付記しました．

普段使い慣れたメニュー型の統計ソフト（例，SPSS）を利用することもできますが，特殊な統計手法には，Rとは異なった用語が用いられている場合があるので注意してください．R以外の統計ソフトを利用する場合は，本書の数値例のデータを用いて，Rと同じ結果が得られるかどうか交差検証することをお勧めします．

本書の使い方

評価スケールと予測モデルには共通する部分が多いとは言え，研究分野によって両者の利用頻度が大きく異なっており，用語や統計学的手法も別々に発展してきた歴史的な背景があります．さまざまな専門分野，Rの使用経験の有無や今後の研究目的に合わせて，以下のように本書を利用してください．

■評価スケールや予測モデルに関する論文の内容を理解したい場合

当面は自ら評価スケールや予測モデルを用いた研究を行う予定はなく，この分野の文献を批判的に読むことが目的であれば，Rプログラミングの知識がなくても，数値例の［解説］を読むだけで解析内容を把握することができます．分野によってはあまり馴染みのない，あるいは必要がない用語や解析手法の理論的な説明などは，〈付録〉や〈コラム〉として本文から分離し全体を通して読みやすくしました．英文，邦文のいずれにも対応できるよう，専門用語はできるだけ両者を併記しました．

＊8　Rをインストールすれば必ず含まれる機能に関するマニュアル（https://cran.r-project.org/doc/contrib/manuals-jp/Mase-Rstatman.pdf）

＊9　EZRは自治医科大学附属さいたま医療センター血液科ホームページ（http://www.jichi.ac.jp/saitama-sct/SaitamaHP.files/download.html）よりダウンロードすることができる．

■新しく評価スケールを開発したい，あるいは既存の評価スケールを利用したい場合

評価スケールの開発においては，信頼性・妥当性の検証にのみ統計学的な手法を用います．既存の評価スケールを，それまで用いられたことのない新しい状況で，あるいは新しい被験者のグループに対して適用する際にも，再度，信頼性・妥当性の検証を求められます．

〈4章　主観的・経験的評価スケールの検証〉の，数値例4-2～数値例4-6の中から，必要な部分を利用してください．〈付録2　分散分析と級内相関係数の関係〉に，信頼性係数の手計算，およびexcelのアドインソフト，分析ツール（データ分析）による分散分析の方法も示しましたので，Rを使わずに信頼性の検証を行うことができます．

■新しく予測モデルを開発したい，あるいは既存の予測モデルを利用したい場合

本書では，ロジスティック回帰モデルの開発・検証を中心に説明しました．〈7章　ロジスティック回帰モデル〉の，数値例7-1～数値例7-5の中から，必要な部分を利用してください．すでに出版されている予測モデルを利用する場合も，評価スケールと同様，信頼性・妥当性の検証が必要です．

予測モデルとして他の回帰モデルを開発・検証する場合は，rmsライブラリ（☞数値例7-5）のマニュアルなどを参照してください．rmsライブラリは，2項ロジスティック回帰モデルだけでなく，順序回帰モデル，Cox比例ハザード回帰モデル，線形回帰モデルなど，ほとんどすべての回帰モデルで機能するように作成されています．

主観的・経験的評価スケール

まず，日常臨床でよく用いられている主観的・経験的評価スケールのいくつかを，評価の視点から，患者による評価と治療者・介護者による評価に分けて概観してみましょう．

2.1 患者による評価

近年，治療者や介護者の解釈を介さずに患者自らが語る「患者報告アウトカム（patient reported outcome，PRO）」という言葉が用いられるようになりました．規制当局が厳しい基準を設けている臨床試験においても，疾病が心身の健康と機能にどのような影響を及ぼすかを理解することの重要性が認識されるようになり，患者の視点から新薬の有効性や安全性を評価するという考え方が取り入れられ，PRO が重要視されています[*1]．

患者自身が，本人しか知りようのない痛みや不安の強さを表現する言葉を捉えるには，患者の心が発する言葉にできるだけ近い表現を数値化（スコアリング）する評価スケールが用いられます．治療者・介護者など他のものを一切介在させずに，患者が症状や状態を質問票や日誌などを用いて自分自身で評価します．

痛み，不安，および健康関連 QOL の評価に用いられている評価スケールのいくつかを見てみましょう．

＊1　米国 FDA は PRO の測定についてのガイダンス（Guidance for Industry Patient-Reported Outcome Measures, 2009 年）を発布し，医薬品 / 医療機器の承認申請における PRO の活用を進めている．PRO を効能・効果として表示する方法や，新たに PRO 測定のためのスケールを開発する際の注意事項が具体的に記載されている（https://www.fda.gov/media/77832/download）．

A. 痛　み

痛覚とは

皮膚には刺激に応答してさまざまな体性感覚を引き起こす受容器の存在が知られています．強い圧迫などの機械的刺激だけではなく，熱や寒冷，化学物質なども痛みを生じるので，それらの刺激を総称して侵害刺激と呼び，その受容器は侵害受容器（nociceptor）と呼ばれています．

侵害受容器は皮膚だけではなく，粘膜，筋，腱，関節嚢，血管周囲，腸管などにも存在します．受容器に刺激が加わると，まず感覚神経にインパルスが発生し，神経線維や損傷細胞からはブラジキニンやセロトニンなどの発痛物質が放出され，その後，炎症反応が起こります．

痛覚閾値の測定

実験的に，痛覚の閾値（pain threshold）を測定することができます．侵害刺激としてパルス状にした電気刺激の強さを段階的に上げていくと，低い刺激レベルでは不快感は生じませんが，閾値を越えると鋭い針でつつくような感じに変わります．刺激量に対する生体側の反応を，被験者の言葉や行動から捉えるという方法で閾値の測定を行います．

言葉を発することができない動物モデルでは，足や尻尾を引っ込めるという逃避行動を観察することで痛覚閾値の測定が可能です．臨床現場においても，意識レベルを調べる目的で，痛み刺激に対する逃避行動が利用されています．救急医療で意識混濁の判定に用いられる Glasgow coma scale（GCS）や Japan coma scale（JCS）（☞ 2.2　治療者・介護者による評価）では，痛み刺激に対して手足を動かす，顔をしかめる，開眼する，といった反応が見られない場合，最も意識レベルの低い状態と判定します．

意識がなく，全く体を動かすことができない場合でも，痛みは交感神経の緊張を引き起こして，血圧や心拍数を上昇させます．全身麻酔下で行われる手術中は，患者のこのような反応をモニターしながら麻酔の深度の調節や鎮痛薬の投与が行われます．

痛みの評価スケール

痛みは体性感覚の中でも特に主観的要素の強い感覚です．日常臨床において純粋に痛みの強さだけを見積もることはできません．患者がどのような疾患を持ち，どのような状況に置かれており，どのような言葉で痛みを訴えるか，などを考慮する必要があります．

痛みの強さの評価法：VAS

1970年頃から用いられるようになったビジュアル・アナログ・スケール（visual analogue scale, VAS）と呼ばれる評価スケールは，痛みだけではなく，気分や好み，身体の機能的能力など，さまざまな主観的評価に用いられています（図2－1）．目盛のない100mmの線分のどちらか一方を最もよい状態，他方を最も悪い状態とし，左端から被験者がつけた印までの長さを測定します（☞3.4　スケールの形式）．

この数日間のあなたの痛みの程度がどのあたりか，線の上に印をつけてください．

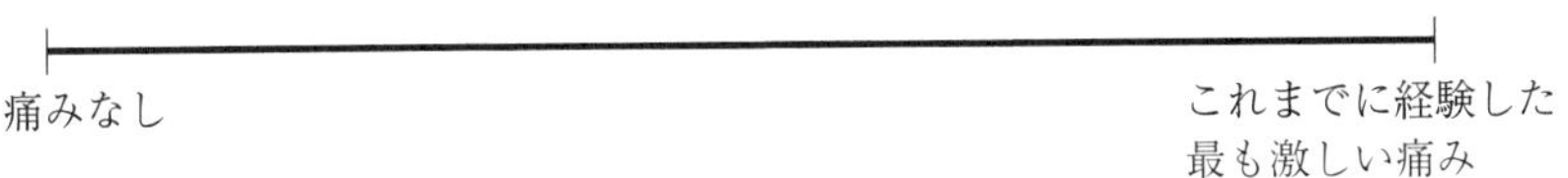

図2－1　ビジュアル・アナログ・スケール（VAS）

痛みの質的評価法：SF-MPQ-2

複雑な痛みを評価するには，強さだけでなく，痛みの質的な側面もあわせて捉える必要があります．1975年に，カナダのマギル大学において開発されたMcGill pain questionnaire（MPQ）のオリジナル版では，患者が痛みを説明する時に用いた78項目の言葉が20の領域に分けられています*2．

例えば，1番目の領域には，「flickering／quivering／pulsing／throbbing／beating／pounding」という6つの表現が，最も軽度なものから重度なもの

Short-Form McGill Pain Questionnaire-2 (SF-MPQ-2)

この質問票には異なる種類の痛みや関連する症状を表わす言葉が並んでいます。過去1週間に，それぞれの痛みや症状をどのくらい感じたか，最も当てはまる番号に×印をつけて下さい。あなたの感じた痛みや症状に当てはまらない場合は，0を選んで下さい。

1. ずきんずきんする痛み	なし	0	1	2	3	4	5	6	7	8	9	10	考えられる最悪の状態
2. ビーンと走る痛み	なし	0	1	2	3	4	5	6	7	8	9	10	考えられる最悪の状態
3. 刃物でつき刺されるような痛み	なし	0	1	2	3	4	5	6	7	8	9	10	考えられる最悪の状態
4. 鋭い痛み	なし	0	1	2	3	4	5	6	7	8	9	10	考えられる最悪の状態
5. ひきつるような痛み	なし	0	1	2	3	4	5	6	7	8	9	10	考えられる最悪の状態
6. かじられるような痛み	なし	0	1	2	3	4	5	6	7	8	9	10	考えられる最悪の状態
7. 焼けるような痛み	なし	0	1	2	3	4	5	6	7	8	9	10	考えられる最悪の状態
8. うずくような痛み	なし	0	1	2	3	4	5	6	7	8	9	10	考えられる最悪の状態
9. 重苦しい痛み	なし	0	1	2	3	4	5	6	7	8	9	10	考えられる最悪の状態
10. さわると痛い	なし	0	1	2	3	4	5	6	7	8	9	10	考えられる最悪の状態
11. 割れるような痛み	なし	0	1	2	3	4	5	6	7	8	9	10	考えられる最悪の状態
12. 疲れて くたくたになるような	なし	0	1	2	3	4	5	6	7	8	9	10	考えられる最悪の状態
13. 気分が悪くなるような	なし	0	1	2	3	4	5	6	7	8	9	10	考えられる最悪の状態
14. 恐ろしい	なし	0	1	2	3	4	5	6	7	8	9	10	考えられる最悪の状態
15. 拷問のように苦しい	なし	0	1	2	3	4	5	6	7	8	9	10	考えられる最悪の状態
16. 電気が走るような痛み	なし	0	1	2	3	4	5	6	7	8	9	10	考えられる最悪の状態
17. 冷たく凍てつくような痛み	なし	0	1	2	3	4	5	6	7	8	9	10	考えられる最悪の状態
18. 貫くような	なし	0	1	2	3	4	5	6	7	8	9	10	考えられる最悪の状態
19. 軽く触れるだけで生じる痛み	なし	0	1	2	3	4	5	6	7	8	9	10	考えられる最悪の状態
20. むずがゆい	なし	0	1	2	3	4	5	6	7	8	9	10	考えられる最悪の状態
21. ちくちくする／ピンや針	なし	0	1	2	3	4	5	6	7	8	9	10	考えられる最悪の状態
22. 感覚の麻痺／しびれ	なし	0	1	2	3	4	5	6	7	8	9	10	考えられる最悪の状態

図2-2　SF-MPQ-2[*4, 5]

＊2　Melzack R. The McGill Pain Questionnaire: major properties and scoring methods. Pain 1975; 1: 277

＊3　Melzack R. The short-form McGill Pain Questionnaire. Pain 1987; 30: 191

＊4　Dworkin RH, Turk DC, et al. Development and initial validation of an expanded and revised version of the Short-form McGill Pain Questionnaire (SF-MPQ-2). Pain 2009; 144: 35

まで順に並べられています．英語圏だけでなく各国語に翻訳されており，被験者はこの中から，検査時点で感じている自分の痛みと最も合っている表現を選択します．

MPQ は検査に時間を要するため，1987 年に簡便な質問表として 15 項目の痛み表現ごとに 4 段階のスケールで強さを分類する short-form of McGill pain questionnaire（SF-MPQ）が作られました[*3]．さらに，2009 年には，神経障害性疼痛のメカニズムを反映する特徴的な痛み表現などを追加した SF-MPQ-2 が作成され，総合的な痛みの質的評価法として広く用いられています[*4]．また，海外で開発された評価スケールを翻訳する際の標準的な手法に基づいて（☞ 2.3　既存の評価スケールの利用方法），日本語版 SF-MPQ-2 も作成されています（図 2－2）[*5]．

B．不　安

不安は日常生活の中で誰もが感じる心の状態です．ある程度の不安は適応的であり，心の準備をして練習することで潜在的に危険な状況で適切に注意を払うのに役立つ可能性があります．しかし，一定の水準を超えると機能障害や過度の苦痛をもたらすようになり，不安は疾患とみなされます．

心理学領域の評価スケールの特徴

心理学や精神医学領域で用いられる評価スケールは，一般に，被験者に質問の真意を隠蔽し，答えにくい質問に対して不適切な回答をした時の影響を除くためのさまざまな戦略が用いられており，多くの質問項目を含みます．1943 年に，精神的障害を持つ人のスクリーニングを目的として作られた代表的なパーソナリティ（personality）の評価スケールである Minnesota multiphasic personality inventory（MMPI）は 550 項目もの質問項目からなっています．「どちらともいえない」という回答や，虚偽，正常な成人では頻度が低い，検査に対する警戒を示唆する回答の数を調べる妥当性尺度が含まれていま

＊5　Maruo T, Nakae A, et al. Translation and reliability and validity of a Japanese version of the revised Short-Form McGill Pain Questionnaire（SF-MPQ-2）. PAIN RES 2013; 28: 43

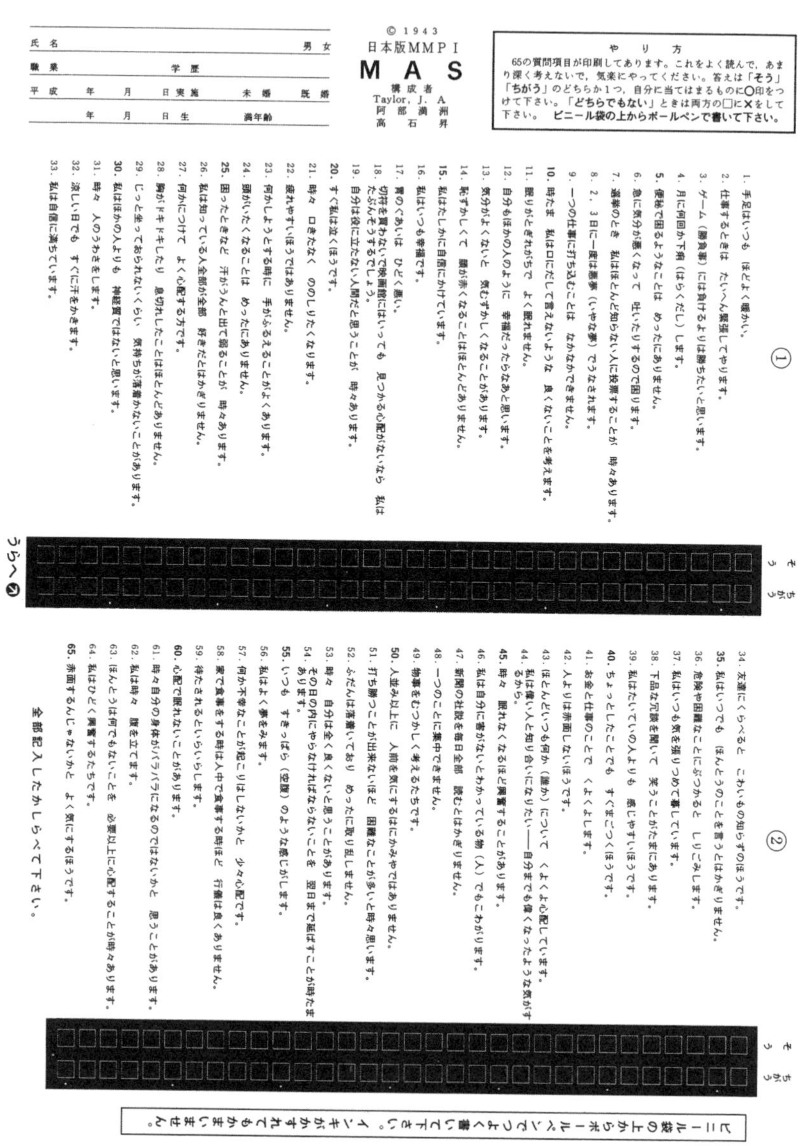

氏名　　　　男　女
職業　　　　学歴
平成　年　月　日実施　　未婚　既婚
　　年　月　日生　　満年齢

© 1943
日本版MMPI
M A S
構成者
Taylor, J. A
阿部満洲
高石昇

やり方
65の質問項目が印刷してあります。これをよく読んで，あまり深く考えないで，気楽にやってください。答えは**「そう」「ちがう」**のどちらか1つ，自分に当てはまるものに○印をつけて下さい。**「どちらでもない」**ときは両方の□に×をして下さい。**ビニール袋の上からボールペンで書いて下さい。**

①

1. 手足はいつも　ほどよく暖かい。
2. 仕事するときは　たいへん緊張してやります。
3. ゲーム（勝負事）には負けるよりは勝ちたいと思います。
4. 月に何回か下痢（はらくだし）します。
5. 便秘で困るようなことは　めったにありません。
6. 急に気分が悪くなって　吐いたりするので困ります。
7. 選挙のとき　私はほとんど知らない人に投票することが　時々あります。
8. 2，3日に一度は悪夢（いやな夢）でうなされます。
9. 一つの仕事に打ち込むことは　なかなかできません。
10. 時たま　私は口にだして言えないような　良くないことを考えます。
11. 眠りがとぎれがちで　よく眠れません。
12. 自分もほかの人のように　幸福だったらなあと思います。
13. 気分がよくないと　気むずかしくなることがあります。
14. 恥ずかしくて　顔が赤くなることはほとんどありません。
15. 私はたしかに自信にかけています。
16. 私はいつも幸福です。
17. 胃のぐあいは　ひどく悪い。
18. 切符を買わないで映画館にはいっても　見つかる心配がないなら　私はたぶんそうするでしょう。
19. 自分は役に立たない人間だと思うことが　時々あります。
20. すぐ私は泣くほうです。
21. 時々　口きたなく　ののしりたくなります。
22. 疲れやすいほうではありません。
23. 何かしようとする時に　手がふるえることがよくあります。
24. 頭がいたくなることは　めったにありません。
25. 困ったときなど　汗がうんと出て弱ることが　時々あります。
26. 私は知っている人全部が全部　好きだとはかぎりません。
27. 何かにつけて　よく心配する方です。
28. 胸がドキドキしたり　息切れしたことはほとんどありません。
29. じっと坐ってあられないくらい　気持ちが落着かないことがあります。
30. 私はほかの人よりも　神経質ではないと思います。
31. 時々　人のうわさをします。
32. 涼しい日でも　すぐに汗をかきます。
33. 私は自信に満ちています。

そう
ちがう

うらへ

②

34. 友達にくらべると　こわいもの知らずのほうです。
35. 私はいつでも　ほんとうのことを言うとはかぎりません。
36. 危険や困難なことにぶつかると　しりごみします。
37. 私はいつも気を張りつめて暮しています。
38. 下品な冗談を聞いて　笑うことがたまにあります。
39. 私はたいていの人よりも　感じやすいほうです。
40. ちょっとしたことでも　すぐまごつくほうです。
41. お金と仕事のことで　くよくよします。
42. 人よりは赤面しないほうです。
43. ほとんどいつも何か（誰か）について　くよくよ心配しています。
44. 私は偉い人と知り合いになりたい――自分までも偉くなったような気がするから。
45. 時々　眠れなくなるほど興奮することがあります。
46. 私は自分に害がないとわかっている物（人）でもこわがります。
47. 新聞の社説を毎日全部　読むとはかぎりません。
48. 一つのことに集中できません。
49. 物事をむつかしく考えるたちです。
50. 人並み以上に　人前を気にするはにかみやではありません。
51. 打ち勝つことが出来ないほど　困難なことが多いと時々思います。
52. ふだんは落着いており　めったに取り乱しません。
53. 時々　自分は全く良くないと思うことがあります。
54. その日の内にやらなければならないことを　翌日まで延ばすことが時たまあります。
55. いつも　すきっぱら（空腹）のような感じがします。
56. 私はよく夢をみます。
57. 何か不幸なことが起こりはしないかと　少々心配です。
58. 家で食事をする時は人中で食事する時ほど　行儀は良くありません。
59. 待たされるといらいらします。
60. 心配で眠れないことがあります。
61. 時々自分の身体がバラバラになるのではないかと　思うことがあります。
62. 私は時々　腹を立てます。
63. ほんとうは何でもないことを　必要以上に心配することが時々あります。
64. 私はひどく興奮するたちです。
65. 赤面するんじゃないかと　よく気にするほうです。

全部記入したかしらべて下さい。

そう
ちがう

ビニール袋の上からボールペンでつよく書いて下さい。インキがかすれてもかまいません。

日本版 MMPI-MAS 用紙　発行　株式会社　三京房　京都市東山区今熊野ナギノ森町　Tel 075(561)0071

図2-3　MAS[*8]

す[*6]．現在，日本では1993年に公刊されたMMPI新日本版が用いられています．

簡易版心理テスト：MAS

日常臨床や臨床研究においては，使用目的に合わせて被験者の負担を減らし，治療効果の判定を容易にする必要があり，質問数を減らしたさまざまな簡易テストが作られています．独自にいくつかの質問項目を抜き出してテストを作ると，元のテストの計量心理学的性質（psychometric properties）が保証されません．どのような質問項目をどのように組み合わせるかということは，その評価スケールの使用目的によって異なります．

manifest anxiety scale（MAS）は，精神・身体面に表出される慢性的不安反応を測定するためにMMPIから質問項目を抽出し，最終的に50項目にした簡易版心理テストです[*7]．日本語版MASは，MASの原版に，MMPIの妥当性尺度の一部である虚偽尺度，15項目を加えた65項目から構成されています（図2－3）[*8]．臨床や研究などでMASを利用する際には，著作権，出版権を有する（株）三京房（https://www.sankyobo.co.jp/）に許諾申請をする必要があります．

C. QOL

クオリティ・オブ・ライフ（quality of life, QOL）には，生きがいや経済状態，社会環境といった，医療行為が直接介入できないようなものも含まれるため，医療と直接関係のあるものを健康関連QOL（health related quality of life, HR-QOL）と呼んで区別しています．患者に提供された医療がもたらす最終産物の指標として，検査値や医師の所見だけでなく，患者の視点からみたQOLが重要視されるようになり，QOLを構成する基本的な要素に

＊6　Hathaway SR, McKinley JC. Manual for the Minnesota multiphasic personality inventory, Psychological Corporation, New York, 1943

＊7　Taylor JA. A personality scale of manifest anxiety. J Abnorm Social Psychol 1953; 48: 285

＊8　阿部満洲，高石昇．日本版MMPI顕在性不安尺度（MAS）使用手引，三京房，京都，1968

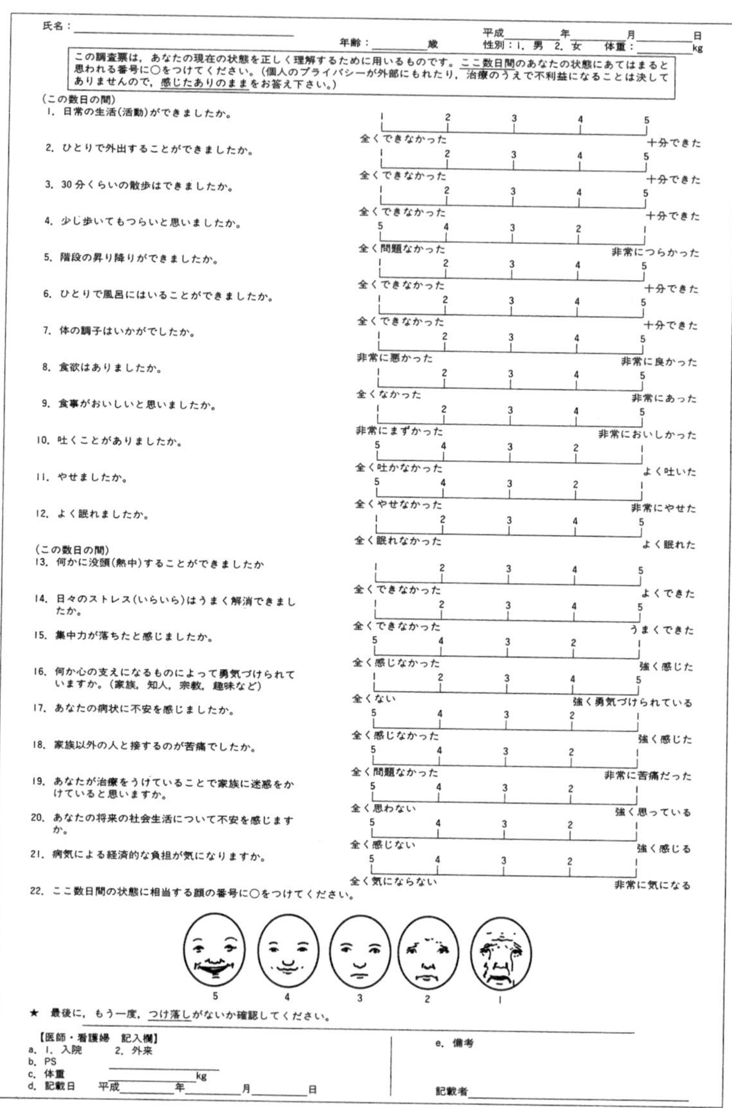

氏名：＿＿＿＿＿＿＿＿

平成＿＿年＿＿月＿＿日

年齢：＿＿歳　性別：1．男　2．女　体重：＿＿kg

この調査票は，あなたの現在の状態を正しく理解するために用いるものです。ここ数日間のあなたの状態にあてはまると思われる番号に○をつけてください。（個人のプライバシーが外部にもれたり，治療のうえで不利益になることは決してありませんので，感じたありのままをお答え下さい。）

（この数日の間）

1．日常の生活（活動）ができましたか。　全くできなかった 1 2 3 4 5 十分できた

2．ひとりで外出することができましたか。　全くできなかった 1 2 3 4 5 十分できた

3．30分くらいの散歩はできましたか。　全くできなかった 1 2 3 4 5 十分できた

4．少し歩いてもつらいと思いましたか。　全く問題なかった 5 4 3 2 1 非常につらかった

5．階段の昇り降りができましたか。　全くできなかった 1 2 3 4 5 十分できた

6．ひとりで風呂にはいることができましたか。　全くできなかった 1 2 3 4 5 十分できた

7．体の調子はいかがでしたか。　非常に悪かった 1 2 3 4 5 非常に良かった

8．食欲はありましたか。　全くなかった 1 2 3 4 5 非常にあった

9．食事がおいしいと思いましたか。　非常にまずかった 1 2 3 4 5 非常においしかった

10．吐くことがありましたか。　全く吐かなかった 5 4 3 2 1 よく吐いた

11．やせましたか。　全くやせなかった 5 4 3 2 1 非常にやせた

12．よく眠れましたか。　全く眠れなかった 1 2 3 4 5 よく眠れた

（この数日の間）

13．何かに没頭（熱中）することができましたか　全くできなかった 1 2 3 4 5 よくできた

14．日々のストレス（いらいら）はうまく解消できましたか。　全くできなかった 1 2 3 4 5 うまくできた

15．集中力が落ちたと感じましたか。　全く感じなかった 5 4 3 2 1 強く感じた

16．何か心の支えになるものによって勇気づけられていますか。（家族，知人，宗教，趣味など）　全くない 1 2 3 4 5 強く勇気づけられている

17．あなたの病状に不安を感じましたか。　全く感じなかった 5 4 3 2 1 強く感じた

18．家族以外の人と接するのが苦痛でしたか。　全く問題なかった 5 4 3 2 1 非常に苦痛だった

19．あなたが治療をうけていることで家族に迷惑をかけていると思いますか。　全く思わない 5 4 3 2 1 強く思っている

20．あなたの将来の社会生活について不安を感じますか。　全く感じない 5 4 3 2 1 強く感じる

21．病気による経済的な負担が気になりますか。　全く気にならない 5 4 3 2 1 非常に気になる

22．ここ数日間の状態に相当する顔の番号に○をつけてください。

5　4　3　2　1

★　最後に，もう一度，つけ落しがないか確認してください。

【医師・看護婦　記入欄】

a．1．入院　2．外来

b．PS

c．体重＿＿kg

d．記載日　平成＿＿年＿＿月＿＿日

e．備考

記載者＿＿＿＿

図2－4　QOL-ACD＊10

関しても国際的なコンセンサスができつつあります．

HR-QOLには大きく分けて，それぞれの疾患に特有の症状やその影響を調べる疾患特異的評価（disease specific measure）と，特定の疾患を持つ患者に限定しない包括的評価（generic measure）があります．

疾患特異的評価スケール：QOL-ACD

がん領域においては，欧州で開発されたEuropean organization for research and treatment of cancer quality of life questionnaire（EORTC QLQ），米国で開発されたfunctional assessment of cancer therapy（FACT）がよく使われています．これらの評価スケールの日本語版を日本のがん患者に応用した場合，文化差などに起因すると思われる計量心理学的な問題が少なからず生じることが知られています．

わが国で開発されたquality of life questionnaire for patient treated with anti-cancer drugs（QOL-ACD）は，日本の独自の文化や習慣にあったスケールの開発を目指して，厚生労働省（旧厚生省）の研究班により作成されたものです[*9]．健康関連QOLの主な領域である，活動性や身体状態，精神・心理状態，社会性を測定する21項目と，総合QOLの測定を目的としたフェイススケール（face scale）の，合計22項目から構成されています（図2-4）[*10]．

包括的評価スケール：SF-36

MOS 36-item short-form health survey（SF-36）は，アメリカで1986年に開始された，主要慢性疾患患者を対象としたmedical outcome study（MOS）に伴って作成されました．計量心理学的な検定が十分になされ，現在，50カ国語以上に翻訳されて広く用いられている代表的な包括的評価ス

＊9　Kurihara M, Shimizu H, et al. Development of quality of life questionnaire in Japan: quality of life assessment of cancer patients receiving chemotherapy. Psychooncology 1999; 8: 355

＊10　池上直己，福原俊一，他（編）．臨床のためのQOL評価ハンドブック，p55，図2，医学書院，東京，2001

ケールです[*11]．十数年間のデータの蓄積により検討された改善点を反映したバージョンアップが行われ，現在SF-36v2が広く使用されています．

日本語版のSF-36v2の各質問項目は次の通りです．①身体機能，②日常役割機能（身体），③身体の痛み，④社会生活機能，⑤全体的健康感，⑥活力，⑦日常役割機能（精神），⑧心の健康，の8つのサブスケールに分けられた質問，および，健康全般についての1年間の推移を尋ねる質問の，計36項目からなっています．個々の質問項目には3〜5の回答選択肢からなるLikertスケール（☞3.4　スケールの形式）が用いられています[*12]．

他に，面接用の質問票や，短縮版（SF-12，SF-8）があり，住民調査や医療評価研究，臨床試験などに用いることができます．また，性別や年齢，地域などが同じになるようにして行われた日本人の全国調査により，国民標準値が算出されており，比較群がなくても結果の解釈が可能です．これらの評価スケールの日本語版の使用に際しては，Qualitest株式会社（https://www.qualitest.jp/）にオンラインで申請し，SFツール（質問票，スコアリングアルゴリズム，国民基準値など）の使用登録（ライセンス契約）をする必要があります．現在，2017年版国民標準値がリリースされており，ライセンス契約時に提供されています．

2.2 治療者・介護者による評価

臨床の現場では，古くから，客観的，直接的な指標のない複雑な病態や兆候，日常生活活動や特定機能の状態を数値化する習慣があり，「軽症，中等度，重症」などと総合的に評価されてきました．このような重症度判定や病態の分類を行うスケールは，少数の専門家の臨床経験に基づいて作られ，医師以外による評価は難しいものが多く，また，主観によるバイアスは避けら

＊11　Ware JE Jr, Sherbourne CD.　The MOS 36-Item short-form health survey (SF-36). I. Conceptual framework and item selection. Med Care 1992; 30: 473

＊12　福原俊一，鈴鴨よしみ．SF-36v2® 日本語版マニュアル，Qualitest株式会社，京都，2004，2021

れません．そのため検者間でレベルが一致しないこともありますが，「多くの人が使っているから」という理由で現在も臨床現場で広く用いられています．

A. 意識障害の重症度

意識障害の判定は救急医療の現場で行われることが多いため，短時間（約1分間）で簡単に測定できることが最優先され，スコアリングに理論的な裏づけはありません．また身体反応を妨げる要因や，言語能力に障害がある場合には判定が困難です．

GCS

Glasgow coma scale（GCS）はグラスゴー大学で開発された，重症頭部外傷の意識障害の程度を数値化するスケールです[*13]．さまざまな日本語訳が存在し，翻訳者も特定できませんが，図2－5[*14]はその中の1つです．開眼，発語，運動機能という3つの側面に分け，刺激に対する反応から意識レベルを，それぞれ最低値を1とし，4~6段階で判定した点数を合計します．したがって意識障害がない場合は15点，深昏睡は3点となります．

JCS

同様のスケールとしては，日本の脳卒中の外科研究会による意識障害の分類，Japan coma scale（JCS）があります．まず覚醒状態により，Ⅰ～Ⅲの3群に大分類し，各群をさらに1~3に小分類しており，全部で9段階（正常者を含めると10段階）に分けられていることから，3-3-9度方式とも呼ばれています．意識の清明な正常者は0，深昏睡はⅢの3，あるいは，300と表現されます（図2－6）[*15]．

＊13　Teasdale G, Jennet B. Assessment of coma and impaired consciousness. A practical scale. Lancet 1974; 2: 81

＊14　日本脳卒中学会，他（編）．脳卒中治療ガイドライン2009（https://www.jsts.gr.jp/guideline/341.pdf）

＊15　太田富雄，和賀志郎，他．意識障害の新しい分類法試案―数量的表現（Ⅲ群3段階方式）の可能性について―．脳神経外科 1974; 2: 623

1．開眼（eye opening，E）	E
自発的に開眼	4
呼びかけにより開眼	3
痛み刺激により開眼	2
なし	1
2．最良言語反応（best verbal response，V）	**V**
見当識あり	5
混乱した会話	4
不適当な発語	3
理解不明の音声	2
なし	1
3．最良運動反応（best motor response，M）	**M**
命令に応じて可	6
疼痛部へ	5
逃避反応として	4
異常な屈曲運動	3
伸展反応（除脳姿勢）	2
なし	1
正常ではE，V，Mの合計が15点，深昏睡では3点となる．	

図2-5　GCS[*14]

B．慢性疾患の重症度

さまざまな慢性疾患の重症度を表す分類も，専門家の主観的な判断に基づくランク付けがなされているという点で，意識障害のスケールの延長上にあるといえます．

ECOG PS

がん患者の病状の進行や治療の効果を判定するには，身体機能の状態やセルフケア能力を表すperformance status（PS）を的確に評価する必要があります．がん医療の現場で，世界的に広く用いられているPSの評価尺度はEastern cooperative oncology group performance status（ECOG PS）[*16]で

Ⅲ. 刺激をしても覚醒しない状態（3桁の点数で表現） （deep coma，coma，semicoma）
300. 痛み刺激に全く反応しない
200. 痛み刺激に少し手足を動かしたり顔をしかめる
100. 痛み刺激に対し，払いのけるような動作をする
Ⅱ. 刺激すると覚醒する状態（2桁の点数で表現） （stupor，lethargy，hypersomnia，somnolence，drowsiness）
30. 痛み刺激を加えつつ呼びかけを繰り返すと辛うじて開眼する
20. 大きな声または体を揺さぶることにより開眼する
10. 普通の呼びかけで容易に開眼する
Ⅰ. 刺激しないでも覚醒している状態（1桁の点数で表現） （delirium，confusion，senselessness）
3. 自分の名前，生年月日が言えない
2. 見当識障害がある
1. 意識清明とは言えない
注　R：Restlessness（不穏），I：Incontinence（失禁），A：Apallic state または Akinetic mutism
たとえば，30R または 30 不穏とか，20I または 20 失禁として表す．

図2-6　JCS[＊14]

す．ECOG PS の日本語訳も作成されています（図2-7）[＊17]．

Karnofsky performance scale（KPS）も，ECOG PS と同様，採点が容易で短時間で評価ができるため，がん患者の治療の適応基準の判断，治療効果の指標，予後予測因子としてよく用いられています．ただし，病的骨折や運動麻痺などの機能障害のために活動が制限されている場合には，たとえ全身状態が良好であっても低いグレードになってしまうことに注意が必要です．

＊16　Oken MM, Creech RH, et al. Toxicity and response criteria of the Eastern Cooperative Oncology Group. Am J Clin Oncol 1982; 5: 649

＊17　ECOG PS 日本語訳．
（http://www.jcog.jp/doctor/tool/C_150_0050.pdf）

Score	定義
0	全く問題なく活動できる. 発病前と同じ日常生活が制限なく行える.
1	肉体的に激しい活動は制限されるが，歩行可能で，軽作業や座っての作業は行うことができる. 例：軽い家事，事務作業
2	歩行可能で自分の身の回りのことはすべて可能だが作業はできない. 日中の50%以上はベッド外で過ごす.
3	限られた自分の身の回りのことしかできない．日中の50%以上をベッドか椅子で過ごす.
4	全く動けない. 自分の身の回りのことは全くできない. 完全にベッドか椅子で過ごす.

図2−7　ECOG PS[*17]

レベルⅠ	制限なしに歩く
レベルⅡ	制限を伴って歩く
レベルⅢ	手に持つ移動器具を使用して歩く
レベルⅣ	制限を伴って自力移動；電動の移動手段を使用しても良い
レベルⅤ	手動車椅子で移送される

図2−8　拡張されたGMFCS−E&R（2007）の各レベルの見出し

脳性麻痺の重症度：GMFCS

粗大運動機能分類システム（gross motor function classification system, GMFCS）は，脳性麻痺の重症度の分類スケールです．粗大運動とは，姿勢を保つ，バランスをとる，歩く，跳躍するなど，日常生活において核となる運動です[*18]．拡張されたGMFCS−E&R（2007）（図2−8）[*19]では，運動能力が年齢によって変わっていくことを考慮に入れ，それぞれのレベルに対して，年齢別に詳細な説明がなされています．

さらに，各レベル間の区別の仕方も，例えば，「レベルⅠと比較して，レベルIIでは，長距離を歩くことやバランスを保つことに制限があり，歩行を習得する最初の頃には手に持つ移動手段を必要とすることがある．屋外や近隣で長い距離を移動する時には，車輪のついた移動手段を使用することがあり，階段を上り下りする時に手すりを必要とし，走ったり跳躍したりする能力が劣っている」と，具体的に示されています．

GMFCSが国際的に普及し，運動障害の特徴が統一されたことにより，それまで軽症，中等症および重症などと恣意的に決められてきた重症度の専門職間での認識の差がなくなったとされています．

C. ADL

患者自身により評価されるQOLに対して，日常生活活動（activities of daily living，ADL）は介護者などの観察者を介して測定されるのが特徴です．日本リハビリテーション医学会の定義によれば，ADLとは「ひとりの人間が独立して生活するために行う基本的な，しかも各人ともに共通に毎日繰り返される一連の身体的動作群」とされています[*20]．患者の治療効果の判定には，退院後の機能障害の程度や生活の質を重視し，さまざまな方法でADLが評価されています．

個々の項目に対する重みづけは，評価スケールの性質や使用目的に合わせて行う必要があります．例えば，介護保険の施行にあたって，厚生労働省が開発した要介護度の認定のための一次判定ソフトは，施設入所および入院中の介護に要する時間を調査して計算されています．そのため，在宅高齢者に適用すると，認知症などによる問題行動に対する重みづけが適切ではないという問題が提起されています．

＊18 Palisano R, Rosenbaum P, et al. Development and reliability of a system to classify gross motor function in children with cerebral palsy. Dev Med Child Neurol 1997; 39: 214

＊19 近藤和泉，藪中良彦，他．GMFCS - E & R 粗大運動能力分類システム 拡張・改訂されたもの（http://www.fujita-hu.ac.jp/FMIP/GMFCS_%20ER_J.pdf）

＊20 日本リハビリテーション医学会：ADL評価について．リハ医学 1976; 13: 315

	全介助	部分介助	自立
①食事	0	5	10
②移乗	0	5～10	15
③整容	0	0	5
④トイレ動作	0	5	10
⑤入浴	0	0	5
⑥移動	0	10（車いす使用の場合：5）	15
⑦階段昇降	0	5	10
⑧更衣	0	5	10
⑨排便コントロール	0	5	10
⑩排尿コントロール	0	5	10

図2－9　BIのスコアリング

基本的ADLの評価：BI

Barthel index（BI）は，排泄，移動，清潔，食事，着替えなど，直接生命維持に関わる基本的ADL（basic ADL）の評価スケールです[*21]．これに対して，買い物や炊事をしたり，お金の管理をしたりといった社会生活に関連した活動を手段的ADL（instrumental ADL）と呼んでいます．

BIでは，10項目の遂行能力を，原則的には，自立していれば10点，何らかの介助を必要とすれば5点，基準を満たしていない場合は0点と，3段階でスコアリングしています．いくつかの項目には，介助者の仕事量という側面からみた重みづけがなされ，合計点の最高が100点となるようにしてあります（図2－9）[*22]．

各項目の動作には具体例が示されています．例えば，食事に関しては，

＊21　Mahoney FI，Barthel DW. Functional evaluation; the Barthel index. Md State Med J 1965; 14: 61

＊22　ケアの質の向上に向けた科学的介護情報システム（LIFE）利活用の手引き（https://www.mri.co.jp/knowledge/pjt_related/roujinhoken/dia6ou000000qwp6-att/R2_174_3_guideline_1.pdf）

運動項目													認知項目				
セルフケア						排泄		移乗			移動		コミュニケーション		社会認識		
食事	整容	清拭	更衣（上半身）	更衣（下半身）	トイレ動作	排尿コントロール	排便コントロール	ベッド・椅子・車椅子	トイレ	浴槽・シャワー	歩行・車椅子	階段	理解（聴覚・視覚）	表出（音声・非音声）	社会的交流	問題解決	記憶
計 42〜6 点						計 14〜2 点		計 21〜3 点			計 14〜2 点		計 14〜2 点		計 21〜3 点		
運動項目　計 91〜13 点													認知項目　計 35〜5 点				
合計　126〜18 点																	

7 点：	完全自立	すべての課題を通常どおりに，適切な時間内に，安全に遂行できる．
6 点：	修正自立	課題を遂行するのに補助具の使用，通常以上の時間，安全性の考慮のどれかが必要である．
5 点：	監視・準備	介助者による指示や準備が必要である．体には触らない．
4 点：	最小介助	手で触れる程度の介助が必要で，課題の 75％以上を自分で遂行できる．
3 点：	中等度介助	手で触れる程度の介助が必要で，課題の 50％以上を自分で遂行できる．
2 点：	最大介助	課題の 25％以上 50％未満を自分で行う．
1 点：	全介助	課題の 25％未満を自分で行う．

図 2-10　FIM[*24]

「お皿から食べ物を取り適切な時間内に食べることができる」，「自助具を使用して自分で食べることができる」，「妥当な時間内に食べ終えることができる」，「食べやすい大きさに自分で切ることができる」，「エプロンを装着している場合は装着も自分で行える」などの動作ができれば自立している（10 点）と評価されます[*22]．

介護負担度の評価：FIM

機能的自立度評価法（functional independence measure，FIM）は，1980 年代前半にアメリカ合衆国で開発された ADL 評価法です[*23]．

日本では，回復期リハビリテーション病棟における「アウトカム評価」の指標として厚生労働省に採用されています．アウトカム評価とは，怪我や疾病による機能障害において，リハビリテーションを実施することにより臨床上の成果がどれだけ得られたか，すなわち，改善度や回復率などを数値化することを指します．保険診療で効果的なリハビリテーションの提供を促す目的で用いられています．

FIM は基本的 ADL だけでなく，コミュニケーションを評価する項目を含んでおり，介護負担度の評価が可能なためリハビリテーション分野などで幅広く活用されています．運動 ADL，13 項目と，認知 ADL，5 項目で構成されており，各項目とも全介助の 1 点から完全自立の 7 点で評価する方法です（図 2－10）[*24]．

2.3 既存の評価スケールの利用方法

評価スケールを探す

日常臨床や臨床研究において何らかの評価スケールが必要になった時，まずは既存のものを探すというのが常道です．どの分野にも長い年月をかけて標準となっている評価法があります．自分の研究で得られた結果を一般化しようとする時，同じ評価スケールを使ってなされた研究が他にもたくさんあるということは有利な条件となります．

もし新たな評価スケールを作ることになったとしても，例えば，痛みの有無についての質問項目を，過去に用いられたことのないような表現で，最初から考え出すのは非常に難しいことです．そのため，多くの既存の評価スケールは，それよりさらに以前に作られたスケールの質問項目が，そのまま，あるいは，わずかな変更を加えて用いられています．

さまざまな評価スケールで繰り返し用いられていること自体が，その質問項目の有用性を表しており，元になった評価スケールが計量心理学的に優れ

＊23　Granger CV, Hamilton BB, et al. Advances in functional assessment for medical rehabilitation. Top Geri Rehabil 1986; 1: 59

＊24　厚生労働省中央社会保険医療協議会　(https://www.mhlw.go.jp/file/05-Shingikai-12404000-Hokenkyoku-Iryouka/0000184198.pdf)

ているという証明になります（☞4 主観的・経験的評価スケールの検証）．文献検索などにより，評価の目的に合いそうな既存のスケールを探し出し，どのように使われているかを知っておくことが大切です．

評価スケールの翻訳

外国語で書かれた評価スケールを翻訳し正式な日本語版を作るには，以下のような手続きが必要です[*25]．

① 原著者の了承を得た上で，使用の条件などを確認して，正式に使用許可を求め，必要に応じて使用などに関する契約を締結する．

② 複数の翻訳者により日本語にし，個々に行われた翻訳版を見比べて違いを確認し，なぜその違いが生まれたのかを考察する．異なる文化圏，言語圏では意味不明なこともあるため，原作者にもともとの質問の意図を確認し，場合によっては異なる文化圏，言語圏に合うような変更を提案して，専門家により翻訳の質を検討した後に暫定版を作る．

③ オリジナル版を知らない別の翻訳者が，暫定版を元の言語に逆翻訳（back translation）したものとオリジナル版を比較して，大きな齟齬がある場合にはその原因を検討して修正する．それを原著者に送り了承を得て正式な日本語版とする．

評価スケールの著作権

評価スケールの誤った使い方を防ぎ，結果をフィードバックできるようにして評価スケールの質を高めるために，評価スケールの中には著作権（copyright）が認められているものがあります．そのような場合は，事前に管理団体に使用許可願いを出して，使用契約（使用料がかかるものもある）を結んだり，開発元へ登録したりしなければなりません．

＊25 Streiner DL, Norman GR. Health measurement scales, Oxford University press, Oxford, 2003

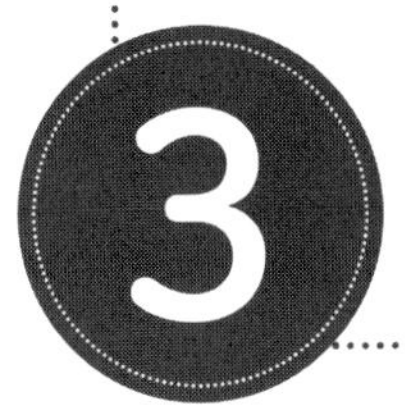

主観的・経験的評価スケールの開発

現在計画している研究に適した評価スケールがどうしても見つからない，既存の評価スケールが何らかの理由で不十分である，あるいは，研究領域を完全にカバーしていないなどの場合，新たな評価スケールを自分で作る必要があります．

本章では，主として患者の視点から評価するスケールを新しく開発する際の要点をまとめます．治療者・介護者の視点からの評価スケールは，近年は予測モデルとして開発されることが多いため，後の章で述べます（☞6 予測モデルの開発と検証）．

3.1 評価スケール開発の手順

どうしても新たな評価スケールが必要か？

医療分野では，長らく質問票などの主観的評価スケールを用いて得たデータは補助的な扱いを受けてきました．恣意的に取捨選択ができ，見方を変えればどうとでも取れる，論拠とするには弱いデータと見なされてきたわけです．事実，患者や医師の言葉を客観的，かつ，定量的なデータとして捉えるのは容易ではありません．

やむなくこのようなデータを扱わなければならなくなると，安易なアンケート調査のような感覚でデータ収集を行っている例がよく見受けられます．論文投稿に際して，厳しいクレームがつけられてはじめて評価スケールの扱いの難しさに気づいて戸惑う医療従事者が多いのです．評価スケールの開発は簡単な仕事ではありません．一旦立ち止まって，評価スケールの必要性を熟慮する必要があります．

新たな評価スケールを作るには

どうしても新たな評価スケールが必要であると確信したなら，以下のプロセスで開発します[*1].

① さまざまなデータソース（data source）から，質問項目やそれに対する回答選択肢の候補を集める.
② 暫定的な評価スケールを作成し，研究対象に近い属性を持つ人の中から数名を選んで回答を求め，質問や回答選択肢に関する意見を聞き取り，評価スケールを改善する.
③ 質問項目や回答選択肢から得られる情報の精度を最大にし，バイアスを最小にするように工夫して，質問票などに用いることができるよう形式を整える.
④ 評価スケールから得られた結果を数値データとして扱えるように，質問項目の各回答選択肢に与える点数を設定（スコアリング）する.

3.2 データソース

フォーカスグループ

開発しようとしている評価スケールの被験者となり得る患者や，研究者にとって興味のある意見を持つ人々の集団をフォーカスグループ（focus group）と呼びます．その中から選んだ参加者にグループ対話形式で自由に発言してもらいます．通常，会話を録音し記録ノートを作成します.

最初は，研究チームが質問項目を考え出すための一般的な言語表現を示唆することが目的です．それを元に質問項目ができあがったら，再度，フォーカスグループにこれらの項目が実際に意味を成しているか，表現があいまいではないか，回答者が理解できる用語で書かれているか，また，主なテーマがすべてカバーされているかなどを議論してもらいます.

重要情報提供者の面接

重要情報提供者とは，例えば疾患を持つ，あるいは過去に持っていて，自分が感じたことをはっきりと表現できる患者や，広範囲な患者経験を持ち，自分の観点からそれを説明できる臨床家などを指します．自発的な会話と区別が付かないような非公式なものから，面接者が注意深く言葉を選んだ質問をあらかじめ用意して行われる高度に構造化されたものまで，幅広い面接方法が用いられますが，これ以上新しいテーマが出なくなるまで徹底的に面接を続けます．

専門家の意見

その分野の専門家の意見（expert opinion）を用いる場合，何人の専門家をどのように見つけて選ぶか，また，彼らの間での意見の相違をどのように折り合いをつけるかといった問題があります．通常は，評価スケール開発者の周辺で専門家として知られている3人から10人に，個人的に相談を持ちかけます．たった1人から示唆された意見であっても，少なくとも最初の草案では考慮に入れます．

このアプローチの利点は，専門家を注意深く選べば，最小限の労力でその分野で働く人々の蓄積された知識や経験にアクセスできることです．しかし，もし専門家集団がゆがんでおり，広い範囲の意見を反映していなかった場合には，質問項目が特定の見地に立ったものとなる可能性もあります．

臨床観察

臨床観察は最も有用なデータソースの1つですが，系統的な形で幅広く臨床観察を集める必要があります．身近での臨床観察のみを頼りにすると，患者のサンプルが限られていたり，臨床家がその疾患の特定のモデルの狭い見方をしていたりして他の因子に気づいていないかもしれません．

＊1 Streiner DL, Norman GR. Health measurement scales, Oxford University press, Oxford, 2003

特定の臨床家の見方や考え方に影響されて誤った選択をしてしまう可能性があります．例えば，電気ショック療法の最初の原理は，統合失調症の患者にはてんかんが少ないという間違った「観察」に基づいていたために，この関係を利用しようとした評価スケールはどれも失敗に終わりました．

研究論文

当該分野における研究論文の系統的レビュー（systematic review）を参考にして，他の研究者によるエビデンスに基づいて質問項目が作成される場合もありますが，新しい分野に入り込む場合には項目の基礎となりうる研究はないかもしれません．

このような状況では評価スケール開発者が何らかの予備的な研究を行う必要があります．つまり，目下，計画している研究に必要な評価スケールを開発する前に，最終的な質問項目より多数の項目を使用して，その研究のキーとなる側面を決めるための研究が必要になるということです．

3.3　質問項目および回答選択肢の作成

注意を要する表現

質問項目（questionnaire item）や回答選択肢（response option）の中に，あいまいな言葉や難しすぎる言葉，専門用語などを使わないようにしなければなりません．同じような表現であっても，回答者よっては受け取り方が異なる場合もあります．例えば，「健康状態が悪い」の方が，「健康状態が良くない」より重症と感じる人が多いようです．

一般に，1つの項目に，「常に痛みがあり，憂鬱だ」などと，2つの要素を含めると，「痛みがあるが，憂鬱ではない」，あるいは，「痛みはないが，憂鬱である」と感じている人が，その項目を肯定すべきか否定すべきか迷うことになり，不適切とされています．

質問者の価値観が入った，「過剰な」，「些細な」，「……すぎる」などの表現を用いると，質問者の意図する方向に誘導することになります．できるだけ中立的な表現を用いるよう心がける必要があります．長い文章は誤解を招きやすいので，必要最低限の長さにとどめておくべきです．英語圏での研究ですが，教育レベルがわかっている集団を対象とした質問票以外は，12 歳以上の読解力を要求するものであってはいけないとされています．

頻度や時期を表す表現

頻度や時期を表す表現は，人によってイメージが異なります．これも英語圏の研究ですが，「常に」，「しばしば」，「時々」，「たまに」，「まれに」，「めったに……ない」などの表現から連想する頻度を，全く起こらない（確率＝0）から，必ず起こる（確率＝1）の間の数字で表した時，「通常（usually）」は 0.15 から 0.99，「ありえない（rather unlikely）」は 0.01 から 0.75 など，回答者によって大きく異なることが報告されています．

表現そのもののあいまいさに加えて，意味が文脈により異なるということが問題になります．例えば，「どのくらいテレビを見ますか」と質問された時，ほとんど 1 日中見ている人と，1 日に 1 時間しか見ない人とでは「時々」の意味が違います．また，「最近，病気にかかりましたか」と問われた時には，しょっちゅう病気に罹る人と，めったに罹らない人では，「最近」の範囲が異なります．

ものごとが起こった頻度や時期を質問する時には，「毎日」，「1 週間に 2～3 度」，「最近 1ヶ月間に」のように，可能な限り，具体的な数字を用いるほうがよいでしょう．

変化の評価

「1 年前と比べて，現在の健康状態はどうか？」，「以前のように楽しめなくなったか？」，「症状は改善したか？」など，質問項目の内容自体が，被験者の状態や能力の変化を評価しようとしているものがあります．このように，直接，過去の時点からの変化を質問する時には注意が必要です．人は目立った出来事がないかぎり，過去の状態を覚えておくのはかなり難しいからです．

このように質問をされた人は，通常は，現在の状態を起点として過去にさかのぼり，自分の状態がどうであったはずかを推測します．例えば，現在の健康状態が良ければ，過去はもっと悪かったはずであると考え，現在の状態が悪ければ，もっと良かったはずであると考える人が多いのです．その結果，健康状態の変化量と現在の状態との相関が高くなります．つまり，上記の質問に対する回答は，それぞれ「現在の健康状態は良いか？」，「現在，楽しめるか？」，「現在の症状はどうか？」という質問の回答に近いものになります．

選択肢の数

「痛くない／痛い」という2つの選択肢よりは，「ぜんぜん～ない／軽い／中くらいの／強い」といった表現を付け加えて，選択肢を増やした方が情報量は増えますが，必ずしも選択肢数は多いほどよいというわけではありません．回答者にかかる負担が増えるだけでなく，人間が判別できる数は限られているからです．

ある研究では，被験者に，音の高低や大きさ，溶液の塩辛さ，ライン上の点の位置，四角形の大きさなどの判定するよう課題を与えた場合，7段階以上に分けると見分けられなくなるという結果が得られています．すなわち，回答選択肢の数の上限は7つ程度ということになります．

選択肢の並べ方

例えば，QOL評価のための質問票において，各質問に対して，回答選択肢の表現が同じ方向になるように並べる場合，

健康状態は良いですか？
　　①はい　　　　②いいえ
痛みはありますか？
　　①はい　　　　②いいえ

と，評価しようとする内容（QOLの良否）の順に並べる場合があります．

健康状態は良いですか？
　　①はい　　　　②いいえ

痛みはありますか？

①いいえ　　　　②はい

後者では，肯定的な表現と否定的な表現の方向が入り混じることになります．このようにすることで，あまり協力的でない回答者が，質問をよく読まずに，最初の選択肢ばかり選ぶといった不適切な回答を発見することができる反面，意味を取り違えて，逆の回答をする場合もあり，慎重に表現を選ばなければなりません．

3.4 スケールの形式

1方向スケールと双方向のスケール

線上に目盛りや形容詞的説明を入れたスケールをLikertスケール（Likert scale）と呼びます．目盛上や各選択肢の部分に，1，2，3……と数字をつけることもあります．被験者は目盛りと目盛りの間を選択することもできますが，集計時にはどちらか近い方のカテゴリに含めます．

痛みの評価では1方向のスケールが用いられます（図3－1）．

この数日間のあなたの痛みの程度がどのあたりか，線の上に✓印をつけてください．

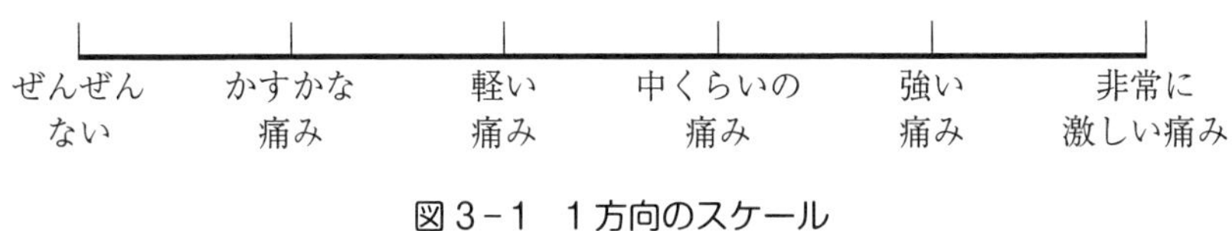

図3－1　1方向のスケール

これに対して，以下の例のような質問項目の場合は，その質問項目に対して中立的な状態を挟んで，肯定的，および，否定的な回答選択肢が双方向に並びます（図3－2）．

現在のあなたの健康状態は？

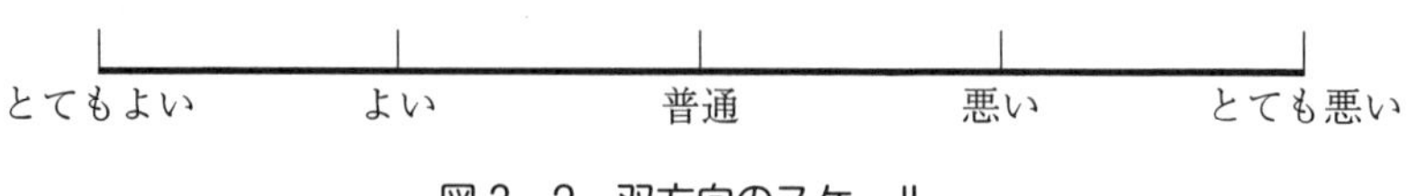

図3－2 双方向のスケール

回答分布がどちらか一方の端に強くゆがむ場合には，他方の端にある選択肢がほとんど使われないことになり，実際上のカテゴリ数が低下してしまいます．スケールの最高点（図3－2では「とてもよい」）を選択する回答者の割合が多い状態を天井効果（ceiling effect），最低点（「とても悪い」）を選択する回答者の割合が多い状態を床効果（floor effect）といいます．

そのような場合は以下のような不均衡なスケールにすることもできます（天井効果がある場合）（図3－3）．

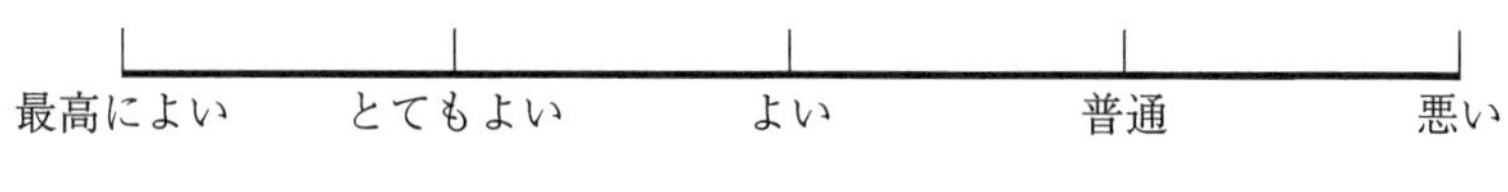

図3－3 不均衡なスケール

また，双方向スケールの場合，「中立」，「どちらでもない」という選択を許容するか，あるいは，強制的に「よい」，「悪い」のいずれか一方向を選択させるか，ということも問題になりますが，絶対的な規則というのはありません．健康状態に対して，「普通」という表現が不適切と考えるならば，以下のように，中立的な状態を含めないようにすることもできます（図3－4）．

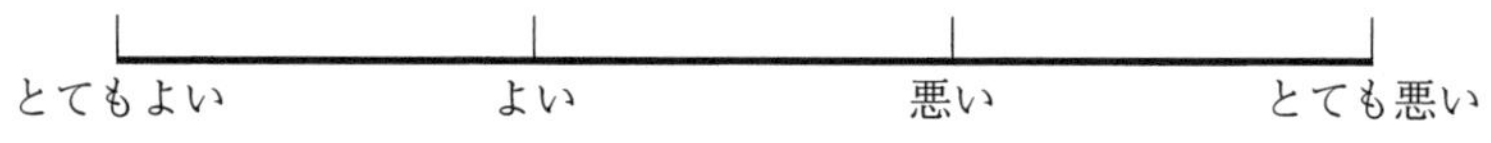

図3－4 中立を含めないスケール

評価スケールの目盛り

痛みの評価（☞2.1 患者による評価 A. 痛み）などに用いられるビジュアル・アナログ・スケール（visual analogue scale, VAS）は，100mm

の線分の両端のみに説明文をつけ，どちらか一方を最もよい状態，他方を最も悪い状態とし，中間には何も書きません．左端から被験者がつけた印までの長さをものさしで測定します．

人の判別能力には限界があるため，連続した1本の線を用いていても，心の中で，それを7つくらいのセグメントに分けているのではないかと考えられており，実際に，その程度の目盛りのついたスケールと比較しても，VASから得られる情報量とほとんど差がないと言われています．また，目盛りのないスケールに慣れていない回答者が混乱する可能性も指摘されています（図3－5）．

この数日間のあなたの痛みの程度がどのあたりか，線の上に印をつけてください．

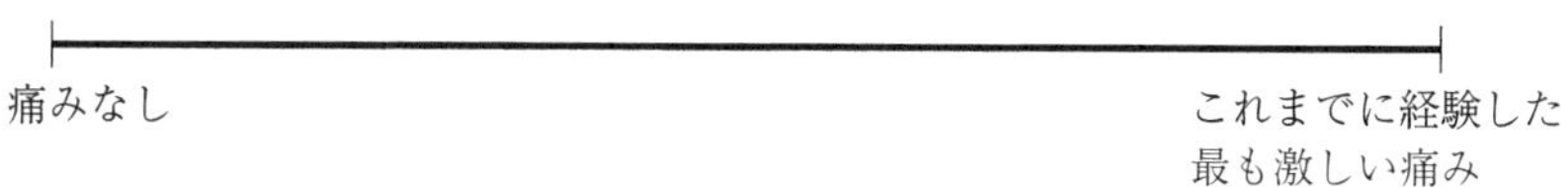

図3－5　目盛りのないスケール（VAS）

言葉を用いないスケール

痛みなどの情動的な要素を表現する言葉は，質問者と回答者の間で，同じ内容を指しているかどうかわからないことがしばしばあります．また，子供や，認知能力が低下している患者にとっては，このような質問に回答すること自体が困難です．そのような問題に対処するために，言葉を用いず，情動の強さを顔の表情で表したフェイススケール（face scale）を用いることもあります（図3－6）．

この数日間のあなたの痛みに相当する顔の番号に○をつけてください.

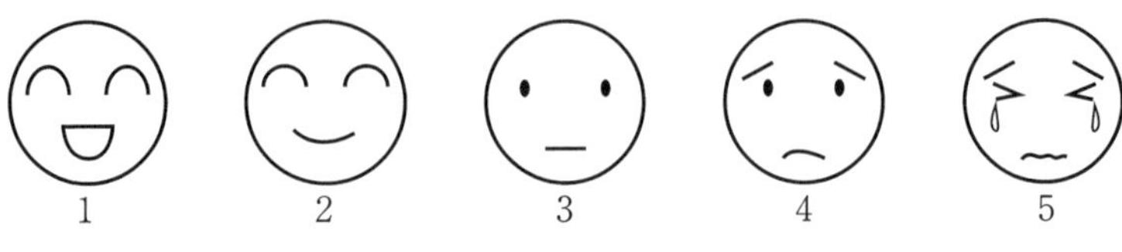

図3-6 フェイススケール

3.5 スコアリング

評価スケールを用いて得た値を研究データとして統計学的に扱う際には，データの属性に注意する必要があります（表3-1）.

痛みの強さなどをVAS形式の評価スケールで測定する場合は，物差しを用いてmmの単位の連続変数（continuous variable）として扱うことができます．長さの単位であることから比変数（ratio variable）です.

Likertスケールで，質問に対して「よい」,「とてもよい」などのカテゴリで表された回答選択肢が設定されている場合は，以下のように，各カテゴリに点数を設定します．これをスコアリング（scoring）と呼びます．各カテゴリに与えられたスコアは順序変数（ordinal variable）として扱います.

とてもよい：1　　よい：2　　普通：3　　悪い：4　　とても悪い：5

包括的QOL評価スケールであるSF-36では，開発後に行われたさまざまな研究により，ほとんどの質問項目の回答選択肢のスコアの等間隔性が確認されています．つまり，個々の選択肢につけられた1，2，3……という数値をそのまま，あるいは逆向きに変換して間隔変数（interval variable）として扱うことができます．しかし，いくつかの項目では等間隔性が否定されたため，別の方法で評価した結果と比較して回答選択肢が等間隔になるよう調整したスコアリングがなされています*2.

評価スケールが複数の質問項目からなっている場合は合計スコアを求めます．個々の質問項目を等価として扱うスケール（例，FIM）や，質問項目の

表3－1 データの属性による変数の分類

連続変数（continuous variable）		
比変数（ratio variable）	2つの数値の差や比をとることができ，意味のあるゼロ点がある．	長さ，質量，濃度，絶対温度など
間隔変数（interval variable）	2つの数値の差をとることはできるが，比は意味をもたない．ゼロ点もない．	摂氏や華氏で測定された温度
離散変数（discrete variable）		
順序変数（ordinal variable）	2つの数値の差や比をとることができないが，データの順序には意味がある	軽度／中等度／重度 とてもよい／よい／不変／悪い／とても悪い
名義変数（nominal variable）	データに順序はない．2つのカテゴリのみの場合は2値変数（dichotomous variable）と呼ぶ．	循環器／呼吸器／消化器 生／死 はい／いいえ

中で，他の項目より重要なものには重みづけがされているスケール（例，BI）があります．

個々の質問項目のスコアが順序変数の場合は，厳密には，合計スコアも順序変数として扱う必要がありますが，合計スコアが比較的大きな数値となる場合には，評価スケール全体としては連続変数として扱うことが容認されています．

＊2 福原俊一，鈴鴨よしみ．SF-36v2® 日本語版マニュアル，Qualitest 株式会社，京都，2004，2019

主観的・経験的評価スケールの検証

主観的・経験的評価スケールにより測定された数値が，医療現場や研究室で使用されている市販の測定機器によるデータと同等に受け入れられるためには，信頼性や妥当性といった計量心理学的性質（psychometric properties）を備えている必要があります．既存の評価スケールであっても，それまで用いられたことのない新しい状況で，あるいは，新しい被験者のグループに対して適用する時（例，成人用のスケールを子供に適用）は，再度，検定を行わなければなりません．

4.1 信頼性

信頼性（reliability）とは，いつ，誰が測っても同様の結果が得られるということです．適正に較正された機器や道具（例，体温計）による測定ならどれを使っても同じ値が得られます．

機器測定の信頼性

機器測定の信頼性とは，計測値に偏りがなく，ばらつきが小さいこと，すなわち計測の精度（precision）を指します（☞コラム　測定基準）．分析機器を用いた検査値は，検者や測定日が変わると値がばらつきます．そのため，例えば，生化学検査値の場合，すでに濃度とその変動幅が知られている市販のコントロール血清（プール血清）を，1人の測定者が，あるいは複数の測定者が同じ方法で測定してばらつき方を検定します．

統計学的に測定値のばらつきを表すには分散（variance, V）を求めます．

$$V = \frac{\Sigma (x_i - \overline{X})^2}{n-1} \quad \cdots\cdots\cdots\cdots\cdots \text{(4-1) 式}$$

x_i：i 番目の検査値，n：測定回数，あるいは検者数，$\overline{X}$：平均値例えば，1人の検者がクレアチニンを3回測定し，1.05mg/dL，1.12mg/dL，1.01mg/dL だったとすると，分散（V）は

$$\bar{X} = (1.05 + 1.12 + 1.01) / 3 = 1.06$$

$$V = \frac{(1.05 - 1.06)^2 + (1.12 - 1.06)^2 + (1.01 - 1.06)^2}{3 - 1} = 0.0031$$

この分散の値から検査値としての信頼性を判断する場合，前提条件として，かなり大きな集団で，さまざまな疾患におけるクレアチニンの「変動範囲」が知られているということが必要です．

Rプログラミングの手始めに，Rを電卓のように使ってこの計算をしてみましょう．

数値例 4-1

```
> (1.05+1.12+1.01)/3            # 直接，平均値を計算する場合 ……… 1)
[1] 1.06 ……………………………………………………………………………… 2)
> # データをまとめてdataというオブジェクトに代入して計算する場合 ……… 3)
> data <- c (1.05, 1.12, 1.01)   ………………………………………… 4)
> data                          # dataの中身を確認する ……………… 5)
[1] 1.05 1.12 1.01
> mean (data)                   # 平均値を求める関数 ………………… 6)
[1] 1.06
> var (data)                    # 分散を求める関数
[1] 0.0031
```

[解説]

1）">"（プロンプト）の後にスクリプト（プログラム）を入力する．"#"の後の文字はプログラムとしては読まれない．

2）Enterキーを押すと，結果が表示される．冒頭の［1］は，入力に対する出力の1番目を意味する（複数の出力が複数行で表示される場合は，各行の冒頭が何番目に当たるかを示す）．

3）Rでは，データや数の配列，文字列，関数などを総称してオブジェクト

(object) と呼ぶ．オブジェクトに付ける名前はアルファベット，"_"（アンダースコア)，または数字で構成される．大文字と小文字を区別するので，data と Data は別のオブジェクトを指す．

4)　c()は数値をまとめる関数．"<-"は，右辺を左辺に代入する演算子．代入とは，後に続くスクリプトを読みやすくするために行う操作．

5)　オブジェクト名を入力して Enter キーを押すと，中身が確認できる．4) で行った演算の左辺には右辺の数値が格納されている．

6)　c()，mean()，var()など，特定の操作を行うための命令をまとめたものを関数と呼ぶ．

評価スケールの信頼性

一方，痛みの評価スケールは，それぞれが，下限も上限も異なった数値が書かれ，目盛りの数や間隔もまちまちな体温計のようなもので，「真の値」がありません．どの評価スケールを使うかによって得られる値が異なります．したがって，「信頼性とは計測の精度」という定義を直接当てはめることができません．そこで，同じ被験者を複数回測定した時の再現性や検者間の一致度を信頼性の指標としています．

評価スケールの場合は，1 人の被験者を繰り返し評価した時のスコアの分散を調べただけでは信頼性の指標とはなりません．この被験者がプール血清のように代表的なサンプルとしてふさわしいという保証がないだけでなく，ほとんどの評価スケールでは，さまざまな被験者間でスコアの「変動範囲」がどの程度あるのかということが共通認識として得られていないからです．

[1]　信頼性の調べ方

▶テスト―再テスト信頼性

テスト―再テスト信頼性（test-retest reliability）とは，同じ被検者において複数回，評価を繰り返して一貫性（consistency）のある結果が得られることです．

機器による繰り返し測定とは異なり，被験者が以前の回答を覚えていてそ

コラム　測定基準

一般に機器測定により得られた数値データは，客観的，かつ，定量的であり，精度の高い情報と見なされていますが，その本質は測定基準（measurement reference）にあります．機器により測定される物理的な量には世界中どこでも通用する厳密に定義された基準，すなわち「真の値（true value）」が決められており，それにより測定機器を較正すれば，精度（precision），すなわち，誤差（error）の最大値が求まるということで測定値の信頼性が確保されています．

例えば，長さの基準は，「光が真空中で 299,792,458 分の 1 秒間に進む距離が 1 メートル」と定義されています．実用的な標準器としては，さまざまな寸法の直方体のブロックゲージが作られており，これを用いてものづくりに使われるノギスやマイクロメータなどの精度がチェックされます．そのブロックゲージはさらに上位の国家基準により較正されます．日本では国家基準として，ヨウ素安定化 He-Ne レーザの周波数を利用しており，独立行政法人産業技術総合研究所　計量標準総合センターで管理されています[*1]．

また，質量の基準は，130 年以上前から白金とイリジウムの合金でできた国際キログラム原器が国際度量衡局に保管されており，「1kg の質量の真の値」とされていました．しかし，2019 年に「質量の本質はエネルギーである（エネルギー＝質量×光の速度^2）」という特殊相対性理論に基づいた定義に変更されました．光の粒のエネルギーは振動数と Planck の定数の積で表されることから，Planck の定数の値を正確に $6.62607015 \times 10^{-34}$（ジュール・秒）と定めることで質量の単位「kg」を決めています．

かつての国際キログラム原器を基準とした日本のキログラム原器が，その役割を終えた今も実用的な標準器として保管されており，認定事業者が保有するさらに下位の基準を較正し，それを用いて，例えば家庭で使われている体重計がチェックされています．

つまり，機器により測定できる物理的な量は，機器の製造現場での下位の基準から順に，上位の国家基準，さらに国際基準へとたどれるトレーサビリティ（traceability）が確保されていることで測定機器の精度が保障されているのです．

＊1　産業技術総合研究所　計量標準総合センター
（https://unit.aist.go.jp/nmij/public/report/pamphlet/si/SIposter2020.pdf）

れに影響されてしまったり，同じことの繰り返しに疲れたり，反感や警戒心を持ったりする可能性があることに注意が必要です．先行する測定が，後に続く測定に何がしかの影響を与えることを履歴効果（aftereffect）といいます．これをできるだけ除くために，テスト—再テスト信頼性の検定は適切な期間を開けて行わなければなりません．しかし，期間が長すぎると被験者の状態が変化してしまうという問題もあるため，評価スケールの内容によって，適切な期間を注意深く設定することが求められます．

複数の検者による評価の一致度を調べる検者間信頼性（inter-tester reliability）や，1人の検者が被験者を，同一条件で測定日を変えて繰り返し評価した時の検者内信頼性（intra-tester reliability）という用語が用いられます．被験者自身が自記式質問票（self-administered questionnaire）を用いて繰り返し評価する場合は，1人の検者による繰り返し評価の一貫性と，被験者の心理的安定性を純粋に区別することはできないため，自記式の場合のテスト—再テスト信頼性は検者内信頼性と同義と考えられます．

▶内部一貫性

検者による繰り返し評価であれ，自記式の質問票であれ，同じ被験者を複数回測定する必要があり，実際にこのような検定を行うにはさまざまな困難が伴います．そのため，内部一貫性（internal consistency）をテスト—再テスト信頼性の指標とする方法も用いられています．

複数の項目による合計スコアを求める評価スケールでは，例えば，1回の測定結果を2分割し，2回分の測定結果として両者の相関が高ければ信頼性があると考えます．構造的に均一な評価スケールであれば，例えば，前半部分と後半部分に分けたり，奇数番号の質問項目はすべて一方に，偶数番号の項目はすべて他方に分割したりと，さまざまな方法で2分割することができますから，その数だけ2分割信頼性（split-half reliability）の値があることになります．

後述のCronbachのα係数は，概念的には，その評価スケールにおいて，可能なすべての2分割信頼性の平均値となります．ただし，質問項目が難しさの順に並んでいたり，いくつかの項目が一続きで関係していたり，あるいは，質問に答えるためにどれも同じ文章を読まなければならないような評価スケールの場合には，この方法を用いることはできません．

[2]　信頼性係数

▶信頼性係数とは

評価スケールの信頼性の検定は，分散分析（Analysis of variance, ANOVA）の統計学的手法に基づいています（☞〈付録 2〉分散分析と級内相関係数の関係）．

スコアのばらつきは，被験者間の「真の」差を反映したスコアの分散（V_{pat}）と，それ以外に偶然に発生した分散，すなわち測定誤差（V_{err}）の合計です．信頼性係数（reliability coefficient, r）とは，評価スケールのスコアのばらつきに対する，そのスケールが測定しようとしている個々の被験者の「真の」スコアの分散が占める割合を表しています．

表 4－1　さまざまな信頼性係数

評価スケールの属性	評価回数あるいは，検者数＝2	R 関数	評価回数あるいは，検者数＞2	R 関数
連続変数	級内相関係数（Intraclass correlation coefficient , ICC）	icc()	級内相関係数（Intraclass correlation coefficient , ICC）	icc()
順序変数	Cohen の κ 係数（重みつき）（Cohen's kappa, weighted）	kappa2()	Kendall の W 係数（Kendall's coefficient of concordance W）	kendall()
名義変数	Cohen の κ 係数（重みつき）（Cohen's kappa, weighted）	kappa2()	Fleiss の κ 係数（Fleiss' kappa）	kappam.fleiss()

信頼性係数は以下の式で定義されます．r は 0 から 1 の間の値をとり，1 は完全な評価（$V_{err}=0$），0 は全くでたらめな評価（$V_{err}=\infty$）であることを表しています．

$$r=\frac{V_{pat}}{V_{pat}+V_{err}} \quad \cdots\cdots\cdots\cdots\cdots (4-2)\text{ 式}$$

▶さまざまな信頼性係数

評価の回数あるいは検者の数，および評価スケールの属性（連続変数，順序変数，カテゴリ変数）により，さまざまな信頼性係数が提案されています．評価スケールの多くは順序変数によるスコアリングがなされていますが，カテゴリが比較的多い（約 10 以上）場合は連続変数として扱うこともできます（表 4－1）．

評価回数，あるいは検者数が 2 回（人）の場合は，通常の相関係数である Pearson の相関係数（Pearson's correlation coefficient），あるいはノンパラメトリックな相関係数（Spearman's correlation coefficient など）を用いることも容認されていますが，各被験者のスコアが同じでなくても，直線関係にあるだけで，相関係数が 1 となるため，いくぶん甘い検定となります．

また，3 回（人）以上の場合，通常の相関係数は，各評価の組み合わせで，それぞれのペア間の相関を求める必要があります．信頼性係数はすべてのペア間の相関係数を平均した値です．

▶ Cronbach の α 係数

n 個のサブスケールからなる評価スケール（あるいは，何らかの方法で n 個に分割した評価スケール）の Cronbach の α 係数（Cronbach's α coefficient）は，それぞれのサブスケールの点数の分散（V_i）と，評価スケール全体の分散（V_T）を用いて，(4－3) 式により求めます．α 係数は 0〜1 の値をとります．

表4－2　データセット (data_score1)

	評価1	評価2	評価3
被験者1	6	7	8
被験者2	2	5	6
被験者3	1	2	2
被験者4	3	4	6
被験者5	5	4	5
被験者6	8	9	10
被験者7	5	6	8
被験者8	4	6	7
被験者9	5	6	7
被験者10	8	9	8

$$\alpha = \frac{n}{n-1}\left(1 - \frac{\Sigma V_i}{V_T}\right) \quad \cdots\cdots\cdots\cdots\cdots (4-3)式$$

α係数は，仮に，サブスケール，あるいは，分割された個々のスケールがすべて同等であるとすれば，元の評価スケールのテスト―再テスト信頼性係数と一致します．現実には同等でないので，α係数はテスト―再テスト信頼性係数の下限値を与えることになります．

α係数は高いほど信頼性があると考えられますが，高すぎる場合，それは質問項目の冗長性（redundancy）が高いということです．つまり，少しずつ違ったやり方で，同じことを尋ねている質問項目が多い，したがって，いくつかの質問項目は不必要である，ということも意味しています．そのため，α係数は0.7以上であるべきですが，0.9以上になってはいけないと考えられています．

α係数は，次節で述べる妥当性の指標の1つとする考え方もあります．

[3] 信頼性係数の計算

架空の10点スケール（軽症：1点～重症：10点）を用いて，10人の被験者の痛みの程度を3回評価し，点数をつけたデータセット**表4－2**を用いてこの評価スケールの信頼性係数を求めてみましょう．

Rの準備

数値例4－2～数値例4－5には，データセット，data_score1（**表4－2**）を用います．

数値例4－1のように，c()関数を用いてRコンソールに直接，data_score1のデータを入力してベクトルとして読み込むこともできますが，大きなデータファイルはexcelで作成する方が簡単です．データセット，data_score1はCSV形式（.csv）で保存されているので，read.csv()関数を用いて読み込みます．Rではデータフレーム（dataframe）と呼ばれるデータ構造になります[*2]．

信頼性係数を求める関数（**表4－1**）はRに標準実装されていないので，irrライブラリ[*3]をlibrary()関数を用いて読み込む必要があります．数値例4－2～数値例4－5を続けて行わない場合は，数値例ごとにデータセットおよびirrライブラリの再読み込みが必要です．

▶順序変数として扱う場合

データセット（data_score1）の評価1～3を，3人の検者による評価と見なして信頼性係数を求めます．評価スケールの多くは，順序変数によるスコアリングがなされているため，ノンパラメトリックな手法を利用するのが比較的平易な方法です．

＊2　Rにはベクトル（vector），リスト（list），マトリクス（matrix），データフレーム（dataframe），アレイ（array）などのデータ構造がある．

＊3　信頼性係数を求める関数をまとめたライブラリ．Gamer M, Lemon J, et al. irr: Various Coefficients of Interrater Reliability and Agreement. R package version 0.84.1. 2019（https://CRAN.R-project.org/package=irr）

数値例 4-2

```
> # data_score1.csvを読み込んで，オブジェクト名を，data_score1とする
> data_score1 <- read.csv ("data_score1.csv")
> library (irr)                # irrライブラリを読み込む
> # kendall()関数による信頼性係数を求める ……………………………… 1)
> kendall (data_score1, correct=TRUE) ……………………………… 2)
   Kendall's coefficient of concordance Wt ……………………… 3)
   Subjects=10
    Raters=3
       Wt=0.921 ………………………………………………………………… 4)
  Chisq(9)=24.9 ………………………………………………………………… 5)
   p-value=0.00312
```

[解説]

1)　検者数が3人なので，信頼性係数としてKendallのW係数を用いる．

2)　kendall()関数は，データセット名，および，同点補正の有無：correctの2つの引数（その関数と外部との間で値をやりとりするための特別な変数）を指定する必要がある．評価1〜3には同点が含まれているので，その補正が必要であり，correct＝TRUEとする．この引数を省略するとデフォルト（初期設定）のcorrect= FALSEが適用され，同点補正は行われない．

3)　これ以下の行に，kendall()関数による解析結果が出力されている．

4)　被験者（Subjects）：10人，検者（Raters）：3人．KendallのW係数（Wt）＝0.921が検者間信頼性を表す信頼性係数である．

5)「検者間のスコア（評価1〜3）は無相関である（でたらめな評価である）」という帰無仮説に対して，χ^2検定を行っている．P値＝0.00312．相関は有意である（でたらめな評価ではない）．

▶連続変数として扱う場合

評価スケールの性質や使用目的によって，求められる信頼性の内容が異なります．スコアを連続変数として扱うことによって，状況に合わせたいろい

ろな信頼性係数を級内相関係数（intraclass correlation coefficient , ICC）で表すことができます（☞〈付録2〉分散分析と級内相関係数の関係）.

ICCは，3つ以上の測定結果をまとめて検定することができます．いずれのタイプのICCも，すべての被験者の評価1〜3が一致している時，すなわち，回帰直線の傾きが1.0，y切片が0の時のみ，ICC＝1となります．

a. 検者内信頼性

data_score1の評価1〜3を，1人の検者が適切な期間を開けて3回繰り返したと見なして，信頼性係数としての級内相関係数（ICC）を求めます．

数値例 4-3

```
> # icc()関数による信頼性係数を求める ········································ 1)
> icc (data_score1, model="oneway")
Single Score Intraclass Correlation
   Model: oneway
   Type : consistency
   Subjects=10
     Raters=3
     ICC(1)=0.725 ··························································· 2)
  F-Test, H0: r0=0 ; H1: r0 > 0
    F(9,20)=8.93 , p=0.0000269 ················································ 3)
  95%-Confidence Interval for ICC Population Values:
   0.417 < ICC < 0.914 ······················································· 4)
```

[解説]

1) icc()関数は引数として，データセット名，モデル：model，型：type，ユニット：unit，帰無仮説：r0，区間推定の信頼係数：conf.levelを設定することができる．データセット名以外の引数を省略すると，デフォルト（初期設定）であるmodel＝"oneway"，type＝"consistency"，unit＝"single"，r0＝0 ，conf.level＝0.95が適用される．この数値例では，被験者のみを要因としているので1元配置分散分析の結果を利用するモデル，model＝

"oneway"を指定（デフォルトなので省略可能）．他の引数は省略．

2) 1元配置モデルの級内相関係数，ICC(1)＝0.725 が検者内信頼性を表す信頼性係数である．

3) 「検者内のスコア（評価1〜3）は無相関である（でたらめな評価である）」という帰無仮説に対して，F検定を行っている．P値＝0.0000269．相関は有意である（でたらめな評価ではない）．

4) ICC(1) の 95%信頼区間は 0.417 から 0.914.

b. 検者間信頼性

data_score1 の評価1〜3を，3人の検者が評価したと見なして，信頼性係数としての級内相関係数（ICC）を求めます．

数値例 4-4

```
> # icc()関数による信頼性係数を求める ………………………………………… 1)
> icc(data_score1, model="twoway", type="consistency")
Single Score Intraclass Correlation
   Model: twoway
   Type : consistency
   Subjects=10
     Raters=3
   ICC(C,1)=0.881 …………………………………………………………………… 2)
 F-Test, H0: r0=0 ; H1: r0 > 0
    F(9,18)=23.2 , p=0.0000000385 ……………………………………………… 3)
 95%-Confidence Interval for ICC Population Values:
  0.698 < ICC < 0.966 ………………………………………………………………… 4)
```

[解説]

1) icc()関数の引数は，データセット名：data_score1．被験者および検者を要因としているので2元配置分散分析を利用するモデル，model＝"twoway"とする．検者間でスコアの順序の一致のみ求めるので，type＝"consistency"（省略可能）．

2) 信頼性係数＝級内相関係数 ICC(C,1) ＝ 0.881 が，検者間信頼性を表す信頼係数である．

3) 帰無仮説：検者間のスコアは無相関としてＦ検定． Ｐ値＝0.0000000385．相関は有意である．

4) ICC(C,1) の 95%信頼区間は 0.698 から 0.966．

c. Cronbach の α 係数

Cronbach の α 係数も，信頼性係数と同様，級内相関係数として計算することができます．ここでは，data_score1 を利用して，評価 1〜3 を，複数の項目からなる大きな評価スケールを 3 個に分割した各サブスケールのスコアであると見なします．

数値例 4-5

```
> # icc()関数による Cronbach の α 係数を求める ………………………… 1)
> icc(data_score1, model="twoway", type="consistency",
+ unit="average")
Average Score Intraclass Correlation
   Model: twoway
   Type : consistency
   Subjects=10
     Raters=3
   ICC(C,3)=0.957 ……………………………………………………………… 2)
  F-Test, H0: r0=0 ; H1: r0 > 0
    F(9,18)=23.2 , p=0.0000000385 ………………………………………… 3)
  95%-Confidence Interval for ICC Population Values:
   0.874 < ICC < 0.988 ………………………………………………………… 4)
```

[解説]

1) icc()関数の引数は，unit＝"average" とする以外は，〈数値例 4－4〉と同じ．

2) Cronbach の α 係数＝級内相関係数 ICC(C,3) ＝0.957（同じ評価スケー

ルを用いて評価を繰り返したと仮定したデータセット，data_score1 を流用しているため，必然的に高い α 係数となっている）．

3）　帰無仮説：サブスケールのスコアは無相関として F 検定．P 値＝0.0000000385．相関は有意である．

4）　Cronbach の α 係数の 95％信頼区間は 0.874 から 0.988．

EZR のメニュー操作

［統計解析］⇒［検査の正確度の評価］⇒［質問項目の信頼性の評価（クロンバッハの α 信頼性係数）］

4.2 妥当性

妥当性（validity）とは，測りたいものを正しく測定している，測定した結果から自分が得たいと思っている推論を引き出せるということを表しています．従来から，信頼性と妥当性の関係は以下のような概念図として表されています（図 4－1）．

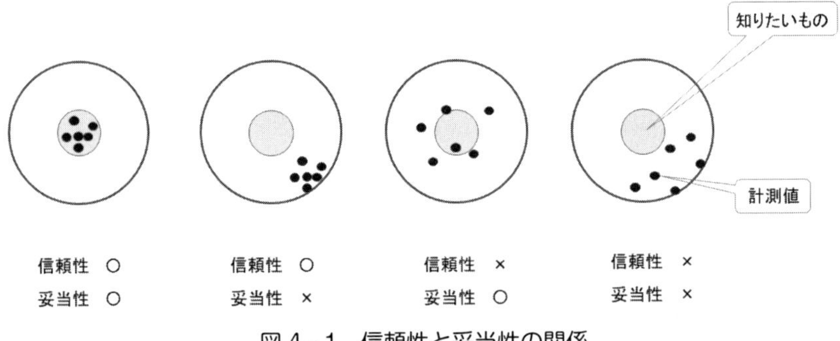

図 4－1　信頼性と妥当性の関係

再び機器測定と比較すると，体温計で何を測ろうとしているのか，また，38℃という体温はどの程度の発熱か，誰もが共通認識を持っています．しかし，評価スケールによる測定はそれほど明快ではありません．そのため，さまざまなタイプの妥当性の検証が求められます．

〔1〕 表面的妥当性

表面的妥当性（face validity）とは，その分野の専門家の目から見て，その評価スケールが測りたいものの性質を評価しているように見えるということです．つまり専門家の「主観的」な判断によるものです．評価スケールが，表面的に，どのように見えるようにすべきかは，そのスケールの性質と使用目的によります．

例えば，治療目的で訪れた医療機関で渡された質問票に，何の説明もなく，治療に直接結びつかないような，研究目的の質問項目が含まれていたりすると，回答者の反感や疑念を生み，協力が得られなくなる可能性があります．研究の対象としての回答を求めるには，研究目的を十分に説明し，質問者の意図を理解してもらう必要があります．

目的によっては，回答者が答えにくい質問に対して直接的な表現を避け，回答者の考えや特定の性質，行動を調べられていることに気づかないような，巧妙な質問の仕方をする場合もあります．

例えば，主治医に対する信頼感の有無を知りたい場合に，「あなたにとって望ましい医療とはどのようなものですか」などと，一般論として尋ねるというやり方です．回答者がもっともらしく感じるような質問の仕方をすれば，見かけ上は妥当性があるように見えますが，一般的に，このような質問は，意図が明白な質問に比べて表面的妥当性は劣っており，意図していたものを測っていないということが起こりえます．

〔2〕 内容的妥当性

内容的妥当性（content validity）とは，そのスケールが測ろうとしているものに関連のある，重要な内容や領域を広くカバーしているかどうかということです．表面的妥当性と同様，専門家が主観的に判断します．

例えば，意識障害の程度を調べる Glasgow coma scale（GCS）（☞ 2.2 治療者・介護者による評価）では，刺激に対して，開眼，発語，運動機能という 3 つの項目を設け，患者の反応を点数化しています．もし開眼の項目だけで判定したとしたら，眼瞼が腫れ上がった患者では開眼が妨げられ，意識障害の程度を正しく判定することができません．同様に他の項目も，単独で

表4－3　データセット（data_score2）

	既存の測定（基準測定）	新評価スケール
被験者 No.	歩行後の 心拍数（beats/min）	日常活動の 困難度スコア
1	97	5
2	141	13
3	72	2
4	90	8
5	105	8
6	123	5
7	152	17
8	119	9
9	81	4
10	94	6

はいろいろな状態の患者に対応することができません．評価スケールの内容的妥当性が高いほど，さまざまな条件下，異なった状況で，測定対象に関して引き出せる推論の幅が広がります．

内容的妥当性を高めようとすれば，必然的に評価項目が増え，判定に時間がかかるため，これも表面的妥当性と同様，評価スケールがどの程度の領域をカバーすべきかはそのスケールの性質と使用目的によります．救急の現場で用いられる GCS は，判定に要する時間が1分程度で済むよう簡潔に作られているため，患者の反応を妨げるようなさまざまな要因がある場合には，別途，その旨を記載することになっています．

[3]　基準関連妥当性

基準関連妥当性（criterion validity）とは，評価スケールが，何か別の基準測定（criterion measure）と関連性があるかどうかということを指します．理想的には，その分野ですでに使われ，広く受け入れられているゴールドスタンダード（gold standard）を用いて，得られた測定結果と比較します．

すでにゴールドスタンダードが存在するにもかかわらず，新たな測定法が開発される理由はさまざまです．機器による臨床検査の場合は，既存の検査法では結果が得られるまでに時間がかかり過ぎる，高価である，あるいは，侵襲的である，などが考えられます．

また，プライマリケアの現場では，確定診断の前にできるだけ早期に疾患を発見する目的で，病歴や問診，身体所見など，日常診療で入手できる情報だけを用いた簡便な評価スケールが作られることがあります．

同時的妥当性と予測妥当性

基準関連妥当性を調べるには，同時的妥当性，あるいは予測妥当性を検定します．

新しい測定や評価と，既存の測定（基準測定）を，同時に，あるいは，短期間のうちに行い，両方の結果の相関を調べるのが同時的妥当性（concurrent validity）の検定です．新しく開発された検査法や，評価スケールによる予測結果を判定するには，剖検の結果や，疾患のさらなる進行を待たなければならないこともあります．そのような場合には，一定の期間をおいた後に行われる基準測定による結果との相関関係を調べる予測妥当性（predictive validity）の検定を行います．

同時的妥当性と予測妥当性の重要な相違点は，後者では基準測定による最終結果が出るまで，新しい測定法で得られた結果を封印しておかなければならないということです．もしそれ以前に，新しい測定法による結果を利用して，何らかの処置が行われたとしたら，基準測定を行う時点ではその処置による結果が反映され，2 つの測定法の間に高い相関関係が生まれてしまいます．これを基準汚染（criterion contamination）と呼んでいます．

基準関連妥当性の検定

10 人の慢性心疾患患者の運動耐容能を，一定時間歩行した後の心拍数（基準測定）と，日常活動を行う時の困難度を調べる新評価スケール（激しく体を動かしても困難を感じない：1 点～わずかに体を動かすだけで困難を感じる：20点）を調べたデータセット（表4－3）を用いて，測定スコアの基準関連妥当性（同時的妥当性）を検定してみましょう．

スコアが連続変数，あるいは，大きな順序変数の場合，正規分布が仮定できるならば，Pearsonの相関係数（Pearson's correlation coefficient），正規分布に従わない連続変数，あるいは，カテゴリ数が比較的少ない順序変数の場合は，Spearmanの順序相関係数（Spearman's rank correlation coefficient）などのノンパラメトリックな相関係数を求めます．

Rの準備

データセット，data_score2をread.csv()関数を用いて読み込みます．相関係数を求める関数，cor()は標準実装されているので，Rを起動して，関数を直接入力するだけで使うことができます．

数値例 4-6

```
> data_score2 <- read.csv ("data_score2.csv")
> # cor()関数による Pearson の相関係数を求める ································ 1)
> cor (data_score2, method="pearson")
               HR      score
HR      1.0000000   0.8725197 ················································ 2)
score   0.8725197   1.0000000
> # cor()関数による Spearman の相関係数を求める
> cor (data_score2, method="spearman")
               HR      score
HR      1.0000000   0.7744046 ················································ 3)
score   0.7744046   1.0000000
```

[解説]

1） cor()関数の引数は，データセット名：data_score2，および相関係数の種類．Pearsonの相関係数を求める場合はmodel＝"pearson"，Spearmanの順序相関係数は"spearman"とする．

2） Pearsonの相関係数＝0.873.

3)　Spearmanの順序相関係数＝0.774　(サンプルサイズが小さく，正規性の判定は難しいため，保守的な値，この場合は0.774を用いる方がよい).

EZRのメニュー操作

［統計解析］⇒［ノンパラメトリック検定］⇒［相関係数の検定］

基準関連妥当性の指標と信頼性係数の関係

基準関連妥当性の指標としての相関係数の値は，用いた評価スケールの信頼性係数に依存します．信頼性が高いほど，最大限可能な妥当性も高いと言えます．つまり，信頼性のない評価スケールを用いて，「測ろうと意図したものを測っている」ことを証明することはできないということであり，信頼性は妥当性の必要条件です．しかし十分条件ではありませんので，別途，妥当性の検定が必要です．先に述べたように，評価スケールの信頼性係数は患者集団に依存し測定対象が変わると変化するので，妥当性の指標もまた変化します．対象とする母集団が変われば再検定する必要があります．

[4]　構成概念妥当性

構成概念（construct）とは，心理学や教育学において，いろいろな行為や態度の間の関係を説明する理論を指す用語です．例えば，知性は，長さや重さのように直接観察することができません．また血圧のように，測定方法によって定義することができません．知性を測るということは，知性の理論（構成概念）に従って，語彙が多い，知識が広い，問題解決能力があるといった，知性の外部への現れを測定するということです．ある理論（構成概念）に基づいて得られた予測が正しいかどうかを検討するのが，構成概念妥当性（construct validity）です．

構成概念妥当性は他の型の妥当性と比べて複雑です．さまざまな検定法が提唱されていますが，例えば，基準関連妥当性における相関係数のような，構成概念妥当性を明白に立証することができる単純な指標はありません．

収束的妥当性と弁別的妥当性

構成概念妥当性としてよく論じられるのが，収束的妥当性と弁別的妥当性です．

収束的妥当性（convergent validity）は，ある属性を調べる評価スケールのスコアが，同じ構成概念の，これとは別のスケールにおいて，関連のある変数とどのくらい密接に相関しているかということ検定します．例えば，「不安を持つ人は持たない人より自律神経の活動を自覚している」という理論を立てたとすると，不安の評価スケールのスコアは自律神経系の自覚度を測定したスコアと相関していなければなりません．

弁別的妥当性（discriminant validity）は，逆に，関連のない変数とは相関していないことを検定します．もし，「不安は知性とは独立している（無関係である）」という理論を立てたとすると，不安のスコアと知性のスコアの間に強い相関があってはいけないことになります．

評価スケールのスコアは，測定されている属性のみならず，それを測定するプロセスによっても決まるため，新しい評価スケールの収束的妥当性，および，弁別的妥当性の検定に際しては，できるだけ異なった既存の評価方法と比較することが望ましいとされています．例えば，自己記入する評価スケールの場合は，別の自己記入による測定法とではなく，観察者による測定や課題を行う能力テストなどと比較評価すべきです[*4]．

評価スケールの因子構造

評価スケールに含まれる項目がいくつかのグループを形作っている場合，因子分析（factor analysis）により構成概念に含まれると想定されている因子構造を確認するという検定もよく行われています．

例えば，包括的QOL評価スケールであるSF-36（☞2.1　患者による評価）は8つのサブスケールからなっていますが，オリジナル（英語版）では，因子分析の結果に基づき，身体的健康［①身体機能，②日常役割機能（身体），③身体の痛み，⑤全体的健康感，⑥活力］と，精神的健康［④社会生活機能，⑤全体的健康感，⑥活力，⑦日常役割機能（精神），⑧心の健康］

という２つの因子による２次元構造を持っているとされています．身体的健康と精神的健康は別の概念であり，１つにまとめて総合スコアを求めるのではなく，次元ごとに評価する必要があります[*5]．

＊4　Streiner DL, Norman GR. Health measurement scales, Oxford University press, Oxford, 2003

＊5　日本を含むアジア諸国では欧米と同じような因子構造が見られないため，「身体的側面」，「精神的側面」に「役割／社会的側面」を加えた３コンポーネント・スコアリング法が開発されている（福原俊一，鈴鴨よしみ．SF-36v2® 日本語版マニュアル，Qualitest 株式会社，京都，2004，2021）

機器測定データを組み込んだ評価

機器測定による数値データが重視される臨床分野では，問診のみによって直感的に診断を下すことができる経験豊かな医師であっても，自らの主観的な診断をサポートする，あるいは否定する可能性が最も高いと思われる検査をオーダーすることによって，できるだけ客観的なデータを用いて複雑な病態や兆候を評価し，患者にとって最も好ましいアウトカムをもたらす可能性が高い治療を決定しています.

機器測定データが，どのように専門家の経験的な評価に組み込まれているか具体的に見てみましょう.

A. 肥満度

体格指数： BMI

肥満が糖尿病や高血圧，アテローム性動脈硬化症などの合併症を伴う慢性疾患として病理学的に定義されたのは約1世紀前です．20世紀の初頭に肥満による合併症と死亡率の増加が報告されるようになり，世界保健機関（WHO）は肥満の世界的流行を公衆衛生学上の危機と宣言しました.

過剰体重に対する最初の警鐘を鳴らしたのは，医師ではなく，保険業界でした．1920年代に，過剰体重と死亡率の増加を関連づけたのはメトロポリタン生命保険会社の副社長で，保険数理研究を行っていた統計学者のLouis I. Dublin（1882～1969）です．当時，契約者の特定の疾患に関連する死亡率は，体重の平均値を用いて層別に分析していましたが，Dublinは身長による体重の違いを考慮する必要があることに気が付き，現在，体格指数（body mass index, BMI）として知られているケトレ指数に目を向けました.

BMIに名が冠されているAdolphe Quetelet（1796～1874）は，ベルギーの天文学者で，後に統計学者に転向し，フランスとスコットランドの軍隊の身長と体重のデータを使用した論文を発表しました．ほとんどの兵士の体重（キログラム）を身長（メートル）の2乗で割った値が一定の範囲に収まることを示し，そのような人たちを「平均的な人（l'homme moyen）」と呼んでいます．その後の研究で，体重／身長や，体重／身長^3（ポンデラル指数）などと比較して，体重／身長^2（BMI）が肥満度の指標として最も優れていることが示されています[*1]．

肥満と肥満症は異なる

肥満の程度はBMIにより判定できますが，疾患としての肥満症は専門家が適切に判断しなければなりません．日本肥満学会は，2000年に「新しい肥満の判定と肥満症の診断基準」を発表し，肥満（BMI ≧ 25）という身体の状態と，減量治療を必要とする肥満症という疾患を区別しています．

当時，欧米では肥満とは体重の著しい増加，脂肪組織量の増加と捉えられており，治療はBMIにより決められていました．しかし，肥満者の少ない日本において，軽度な肥満であっても有病率が欧米と大差がない疾患も多いことから，肥満症の診断には，BMI ≧ 25，かつ，肥満に起因あるいは関連する健康障害を併せもつか，腹部CT検査によって内臓脂肪面積が100㎠以上であることが確認された場合と記されています．

国内外の肥満症の診療に関する大規模研究や大規模臨床試験などはそれほど多くないため，肥満症診療ガイドライン2016では，特定健康診断・特定健康指導の成績を採用し，25 ≦ BMI ＜ 35の肥満症と，BMI ≧ 35の高度肥満症とは，病態も治療法も異なる対応が必要とし区分して扱っています[*2]．

B．運動耐容能

生理学的な指標：$\dot{V}O_2$ max

一定の強度の運動を長時間継続できる能力を心肺持久力（cardiorespiratory endurance），あるいは全身持久力と呼びます．運動をする時，体内では糖

＊1　Eknoyan G. Adolphe Quetelet（1796-1874）-the average man and indices of obesity. Nephrol Dial Transplant 2008; 23: 47

＊2　宮崎滋．肥満症診療ガイドライン2016．日内会誌 2018; 107: 262（https://www.jstage.jst.go.jp/article/naika/107/2/107_262/_pdf/-char/ja）

や脂肪を代謝し運動に必要なエネルギーを生産します．その際，酸素を利用することでより多くのエネルギーを生産でき，長時間の運動が可能になります．

しかし，運動強度が高くなると，酸素を利用せずに糖を代謝する解糖系といわれる機構が働きます．解糖系では代謝産物として乳酸が生成され，運動強度が最大に近づくほど乳酸の生成量が増大し筋に蓄積されます．筋に一定量以上の乳酸が蓄積されると，筋の酸性度が増し運動の継続が難しくなります．

運動強度が高くなっても酸素を利用して運動エネルギーを生産し続けられる場合，有酸素性能力が高いと考えられます．身体運動負荷に耐えるために必要な，呼吸や心血管系の能力に関する機能を「運動耐容能（exercise tolerance functions）」と呼びます．その生理学的な指標として最大酸素摂取量（maximal oxygen uptake, $\dot{V}O_2$ max）が広く用いられています．$\dot{V}O_2$ max を正確に測定するには，採気マスクを装着し，トレッドミル（treadmill）や自転車エルゴメーター（cycle ergometer）を用いて段階的に運動強度を増加させ，呼気ガス分析により酸素摂取量を測定する必要があります[*3]．

日常生活における身体活動能力：METs

厚生労働省により策定された「健康づくりのための運動基準 2013」では，日常生活で行う運動の最大酸素摂取量（$\dot{V}O_2$ max）を，安静臥位時に消費される酸素量を表す代謝当量（metabolic equivalent, MET）の倍数で表し（1MET = 3.5mL O_2/kg/min），性・年代別の運動耐容能の基準値が定められています（図 5－1）[*4]．

例えば，60～69 歳の女性の場合，$\dot{V}O_2$ max = 26mL/kg/min（7.5METs）で 3 分間運動を継続できれば基準を満たすと評価されます．これは 3 分以上のジョギングや水泳などの運動が可能であることを表しています．

＊3　国立スポーツ科学センター．最大酸素摂取量（有酸素性持久力）（https://www.jpnsport.go.jp/jiss/Portals/0/column/fcmanual/15_saidaisansosesyu.pdf）

＊4　厚生労働省．運動基準・運動指針の改定に関する検討会報告書 2013（https://www.mhlw.go.jp/content/000306883.pdf）

年齢	18～39歳	40～59歳	60～69歳
男性	11.0METs (39mL/kg/min)	10.0METs (35mL/kg/min)	9.0METs (32mL/kg/min)
女性	9.5METs (33mL/kg/min)	8.5METs (30mL/kg/min)	7.5METs (26mL/kg/min)

（ ）内は最大酸素摂取量を示す．

図5－1 性・年齢別の全身持久力の基準*[4]

質問票による身体活動能力の評価：SAS

心疾患の重症度を判定する specific activity scale（SAS）は，21項目の日常活動が可能かどうかを個別に回答するように作られています．例えば，1人でトイレに行ったり，着替えをしたりする時の運動強度は安静時の約2倍に相当するため，2METsと表示されます．

1METsから10METs相当の身体活動が評価項目として用いられ，それらを総合的に判断して，心疾患の重症度を，クラスⅠ（7METs以上のジョギングや水泳が可能），クラスⅡ（5～6METsの階段の昇降や軽い農作業が可能），クラスⅢ（2～4METsの着替えやラジオ体操が可能），クラスⅣ（1METs以下，安静）に分類します．

日常の身体活動能力を心疾患の重症度の指標にしているという点では症状を「日常の活動に何の制限も受けない」から「病床を離れることができない」までの4段階に分けるだけの古典的な評価スケール，New York Heart Association, NYHA分類*[5]と似ていますが，METsという外的な基準に従ってスコアリングされており，質問項目が具体的でわかりやすく書かれているため，医療従事者以外の人が判定したり，患者自身が評価スケールに記入することもできます．心疾患のみならず，QOL関連の身体活動能力の定量的

＊5 Criteria Committee, New York Heart Association, Inc, Diseases of the heart and blood vessels. Nomenclature and criteria for diagnosis, 6th edition. Little, Brown and Co. Boston, 1964

・この1週間をふり返ってあなたの症状は主にどれですか（○をつけて下さい）.

息苦しさ，疲労感，動悸，その他（具体的に　　　　　　　　　　　）

・あなたの症状について下記の質問に答えてください（少しつらい，とてもつらいは，どちらも「つらい」に○をしてください．わからないものは「？」に○をしてください）.

質問				
1. 夜，楽に眠れますか（1 MET 以下）	はい	つらい	？	Ⅳ（～1 MET）
2. 横になっていると楽ですか（1 MET 以下）	はい	つらい	？	
3. 1人で食事や洗面ができますか（1.6 METs）	はい	つらい	？	Ⅲ（2～4 METs）
4. トイレは1人で楽にできますか（2 METs）	はい	つらい	？	
5. 着替えが1人で楽にできますか（2 METs）	はい	つらい	？	
6. 炊事や掃除ができますか（2～3 METs）	はい	つらい	？	
7. 自分で布団が敷けますか（2～3 METs）	はい	つらい	？	
8. ぞうきんがけはできますか（3～4 METs）	はい	つらい	？	
9. シャワーを浴びても平気ですか（3～4 METs）	はい	つらい	？	
10. ラジオ体操をしても平気ですか（3～4 METs）	はい	つらい	？	
11. 健康な人と同じ速度で平地を100～200m歩いても平気ですか（3～4 METs）	はい	つらい	？	
12. 庭いじり（軽い草むしりなど）しても平気ですか（4 METs）	はい	つらい	？	
13. 1人で風呂に入れますか（4～5 METs）	はい	つらい	？	
14. 健康な人と同じ速度で2階まで昇っても平気ですか（5～6 METs）	はい	つらい	？	Ⅱ（5～6 METs）
15. 軽い農作業（庭掘りなど）はできますか（5～7 METs）	はい	つらい	？	
16. 平地を急いで200m歩いても平気ですか（6～7 METs）	はい	つらい	？	
17. 雪かきはできますか（6～7 METs）	はい	つらい	？	
18. テニス（または卓球）をしても平気ですか（6～7 METs）	はい	つらい	？	
19. ジョギング（時速8km程度）を300～400mしても平気ですか（7～8 METs）	はい	つらい	？	Ⅰ（7 METs～）
20. 水泳をしても平気ですか（7～8 METs）	はい	つらい	？	
21. 縄跳びをしても平気ですか（8 METs）	はい	つらい	？	

図5－2　SAS[*7]

評価にも利用されています．

原版[*6]で用いられている身体活動に関する評価項目は，欧米の生活習慣に基づくものが多いため，日本語版では日本の実情に合わせて質問項目が改変されています（図 5－2）[*7]．

簡易な運動耐容能の測定法：6MWT

6 分間歩行試験（6 minute walk test, 6MWT）は，患者が 6 分間に平らで硬い床を歩くことができる距離を測定します．歩行には肺や心血管系，全身循環，末梢循環，血液，神経筋接合部，筋肉代謝など，体全体の応答が関わります．このような複雑な身体活動を，「距離」という単純な指標により評価します．運動器具や評価者に高度なトレーニングを必要としない簡易な運動耐容能試験です．

ほとんどの患者は，6MWT 中に最大の運動能力を達成しません．独自の運動強度を自ら選択し，テスト中は停止して休憩することもできます．歩行は重度の障害を持つ患者以外のすべての人が毎日行う身体活動であり，日常生活のほとんどの活動は最大強度以下で行われます．そのため，6MWT は日常の身体活動能力をより適切に反映すると考えられており，リハビリテーションや生活習慣病に対する運動処方などに用いられています．

同様の運動耐用能の簡便な測定法としては，12 分間歩行テスト，20m シャトルラン（往復持久走），踏み台昇降運動などがあります[*8]．

C．運動負荷心電図

冠動脈疾患の診断

一般に，心肺機能には十分な予備量が備わっており，初期の軽微な機能的

＊6　Goldman L, Hashimoto B, et al. Comparative reproducibility and validity of systems for assessing cardiovascular functional class: Advantages of a new specific activity scale. Circulation 1981; 64: 1227

＊7　篠山重威．心不全重症度．現代医療 1990; 22: 555

＊8　American thoracic society. ATS Statement: guidelines for the six-minute walk test. Am J Respir Crit Care Med 2002; 166: 111

異常は現れにくいため，ある程度負荷をかけると異常が検出しやすくなります．軽症の冠動脈疾患の診断には，トレッドミルや自転車エルゴメーターを用いて正確に設定した運動負荷をかけながら心電図検査が行われます．心電図検査は心筋細胞の電気活動を評価するものであり，冠動脈の機能的狭窄が起こると，心電図に心筋の虚血を反映するST部分の変化が起こります[＊9]．

トレッドミルによる場合，歩行速度と傾斜角度を段階的に増加させることにより運動を負荷するBruce法（ステージ1：4.8METs～ステージ7：20.0METs以上，各3分間）が広く用いられています．被検者の中止要請や，胸痛，呼吸困難，下肢疲労，全身疲労などの症状および所見がある場合は運動を中止します．この際，自覚症状の指標としてBorg指数（0：安静状態～10：非常にきつい）が有用です．運動負荷心電図（exercise electrocardiogram）を利用したDuke（トレッドミル）スコア（文献例5－1）は冠動脈疾患の予後指標として用いられています．

運動負荷心電図検査はリハビリテーションや生活習慣病に対する運動処方などにも用いられます．リハビリテーション患者の訓練動作を決める目的で行う場合には，事前に設定した運動強度（METs）や心拍数に達したら負荷を中止するという方法で測定されます．十分経験を積んだ医療スタッフが症状，心電図，心拍数，血圧などの監視を行い，被検者の自覚症状による要請により，運動強度の調節や中止を行う必要があるため，最終的には専門家が総合的に評価する検査と言えます．

＊9　慢性冠動脈疾患診断ガイドライン　2018年改訂版
(https://www.j-circ.or.jp/cms/wp-content/uploads/2020/02/JCS2018_yamagishi_tamaki.pdf)
心筋虚血や梗塞の部位や程度の評価には，主に心電図のST部分の変化（上昇，下降）が用いられる．J点（QRS波とST部分をつなぐjunction点）から0.06～0.08秒後のST部分の基線（PQ接合部）から0.1mV以上の下降があり，かつST部分の傾きが水平型，あるいは下降型の場合に冠動脈疾患が存在すると判定される．病変枝数が多い（重症）ほどST下降が見られる確率は高くなる．

文献例 5－1

冠動脈疾患の重症度判定：Duke（トレッドミル）スコア

慢性冠動脈疾患は解剖学的病変の重症度が低い場合は経過観察とされますが，高いと判断された場合には冠血行再建を考慮し冠動脈造影検査を行う必要があるため，できるだけ正確な重症度判定が求められます．専門家の主観的・経験的評価のバイアスを最小限に抑えるために，検査データを用いて患者の診断や予後を予測する試みが行われています．

デューク大学医療センターでトレッドミルによる運動負荷試験（非侵襲的検査）と冠動脈造影（確定診断）の両方を受けた 1, 472 人の患者の疾患登録（レジストリ）を利用した研究において，運動負荷試験から得られた「ST セグメント応答（心電図上の虚血性変化）」の有無，「運動時間」および，「最大心拍数」を組み合わせて，個々の患者の解剖学的病変（3 枝病変，左冠動脈主幹部病変）の存在確率を推定できることが示されました[*10]．

この研究の後，さまざまな患者集団において予測精度を高めるための因子が探索され，デューク大学方式の予後指標，Duke（トレッドミル）スコアが開発されました．

Duke（トレッドミル）スコア

＝運動時間（分）－5 ×最大 ST 下降（mm）－4×胸痛指標

（胸痛指標は，胸痛なし：0 点，胸痛あり：1 点，胸痛が理由で運動中止：2 点）．

スコアが－11 以下なら高リスク，＋5 以上なら低リスクと判定されます[*11]．

＊10　McNeer JF, Margolis JR, et al. The role of the exercise test in the evaluation of patients for ischemic heart disease. Circulation 1978; 57: 64

＊11　Mark DB, Hlatky MA, et al. Exercise treadmill score for predicting prognosis in coronary artery disease. Ann Intern Med 1987; 106: 793

D．急性疾患の全身重症度

全身重症度とは

集中治療室（Intensive care unit, ICU）で治療する急性重症患者は全身性の複雑な病態を呈することが多いために，特定の診断，例えば，がんや感染症，外傷などに限定した疾患特異的な重症度評価とは別に，全身重症度（severity of illness）の評価が求められます．全身重症度は血圧や尿量，意識状態などの生理学的指標だけでなく，年齢や既往歴などの背景因子，ICU入室に至る経路や入室前の治療内容など，多岐にわたる要因により規定されます．

ICUでよく利用されている全身重症度指標としては，まず1981年にAPACHEが開発され（文献例5-2），続いて1984年にsimplified acute physiology score（SAPS），1985年にmortality probability model（MPM）が報告されています．これらの指標はその後さまざまな面で改良，バージョンアップされ，各々最新版のAPACHE IV，SAPS 3，MPM III に至っています（文献例5-3）．

文献例 5－2

医療記録から選択されたリスク因子：APACHE スコアの開発

ジョージワシントン大学医療センター集中治療室において開発された急性生理学および慢性健康評価（acute physiology and chronic health evaluation, APACHE）は，その名前が示すように，急性生理学スコア（acute physiology score, APS）と，慢性または入院前の健康状態（chronic or preadmission health status）という 2 つのコンポーネントからなる全身重症度分類です[*12]．

最初のコンポーネントである急性生理学スコア（APS）は，入院患者の急性疾患の重症度の尺度となるように設計されています．7 つの主要な生体生理学的システム（神経系，心血管系，呼吸器系，胃腸系，腎臓系，代謝系，および血液系）の異常が ICU 入院に繋がることが多く，これらの臓器のいずれかが機能不全に陥ることが ICU 患者の主な死因です．

経験豊富な ICU 医師の専門家委員会によって，上述の 7 つの主要な生体生理学的システムの異常の程度を反映し生存を脅かすリスク因子となりうる 34 の測定値が，患者の医療記録から選択されました．治療の影響を大きく受けていない，ICU 入室 24 時間以内の最悪値を用います．それぞれの生理学的測定値を分割して 0～4 のスコア（重み）で異常を評価し，その総和が高いほど重症度が高いことを表します．

例えば，心拍数は 70～110（beats/min）が正常範囲（スコア 0）とされ，その範囲を超えて低下，あるいは増加すると，1 → 2 → 3 → 4 と割り当てられるスコアが増え，40 未満，あるいは，180 以上はスコア 4 です．それぞれの測定値をどの点で分割するかや，その分割範囲に割り当てるスコアは専門家委員会による臨床的判断によって決定されました．

APACHE の 2 つ目のコンポーネントでは，患者の慢性的な健康状態を評価するようデザインされており，患者の医療記録，および，10 項目の多肢選択式質問に対する回答に基づいて，ICU 入院前の 6 か月間の患者の健康状態を，a）健康，b）軽症から中程度，c）重症，および d）高度に重症の 4 つのカテゴリに分類します[*13]．

文献例 5－3

大規模なデータベースによる検証：APACHE スコアのバージョンアップ

オリジナルの APACHE（1981 年）は単一施設の ICU 患者を対象に開発されましたが，その後，複数の施設の数千人の患者を含むデータベースを用いた大規模なコホート研究により統計学的な検証が行われ，APACHE II（1985 年），APACHE III（1991 年），さらに APACHE IV（2006 年）へとバージョンアップが行われました．

APACHE の急性生理学スコア（APS）には 34 の測定値がありますが，APACHE II では測定頻度の低いものや，他の測定値から異常が判断できるため冗長であると思われるものを省き 12 に削減されています．

いくつかの測定値の分轄点やスコアの割り振りの変更も行われています．機器測定などによる客観的な測定値であること，他の測定値から臨床的に独立していること，および，臨床現場で広く使用されていること，という選択基準が設けられているため，心血管系の測定値が 7 つ，呼吸系が 3 つ選択されているのに対して，神経系は Glasgow coma scale（GCS）のみです．

その結果，APS による重症度判定では，心血管系および呼吸器系の患者に比べて，神経系領域で最も重篤な障害を持っていると思われる患者では重症度を過小評価する可能性があることが指摘され，APACHE II では，他の測定値に比べて GCS の重みが増すようスコアリングされています[*14]．

APACHE III では，急性生理学スコア（APS）に加えて，主要な内科的および外科的疾患カテゴリ，年齢，既存の機能制限，主要な併存症，および ICU 入室直前の治療場所を因子として加えて予測死亡率を計算します．集中治療を受けた患者の特性を考慮に入れたケースミックスの調整（adjusting for case mix）を行った上で，予想される病院死亡率に対する実際の病院死亡率の比を標準化死亡率（standardised mortality ratio）と呼び，医療サービスの評価や臨床研究に利用されています[*15]．

APACHE IV では予測死亡率だけでなく，予測 ICU 入室日数も計算することができますが，142 項目もデータ入力しなければならないため[*16]，より簡潔な MPM や SAPS が開発され，APACHE と同様，バージョンアップが重ねられています[*17]．

＊12 Knaus WA, Zimmerman JE, et al. APACHE-acute physiology and chronic health evaluation: a physiologically based classification system. Crit Care Med 1981; 9: 591

＊13 Wagner DP, Knaus WA, et al. Statistical validation of a severity of illness measure. Am J Public Health 1983; 73: 878

＊14 Knaus WA, Draper EA, et al. APACHE II: a severity of disease classification system. Crit Care Med 1985; 13: 818

＊15 Knaus WA, Wagner DP, et al. The APACHE III prognostic system. Risk prediction of hospital mortality for critically ill hospitalized adults. Chest 1991; 100: 1619

＊16 Zimmerman JE, Kramer AA, et al. Acute Physiology and Chronic Health Evaluation (APACHE) IV: hospital mortality assessment for today's critically ill patients. Crit Care Med 2006; 34: 1297

＊17 Gunning K, Rowan K. ABC of intensive care: outcome data and scoring systems. BMJ 1999; 319: 241

予測モデルの開発と検証

医療分野における予測モデルとは，複数の臨床データを予測因子（predictor）として，個々の患者のアウトカム（outcome）の発生確率を推定することを目的とする数学的モデルです．医療分野で用いられる主な予測モデルは，「診断予測モデル」と「予後予測モデル」です．

前章で取り上げた急性生理学および慢性健康評価（APACHE）は，バージョンⅡ以降，予後予測モデルとして，統計学的に予測因子の選択と各因子に対する重みの割り振り（スコアリング）が行われています（☞5　機器測定データを組み込んだ評価　文献例5−3）．

6.1 データソース

研究デザイン

何らかのデータソース（data source）からアウトカムと複数の予測因子を選択し，それらを結びつける数学的モデルを導き出すための研究をモデル開発研究（model development study）と呼びます．

現時点でアウトカム（例，解剖学的病変）が存在する確率を求める診断予測モデル（diagnostic prediction model）の開発には，アウトカムと予測因子の測定時間の差が可能な限り短く，この間にいかなる治療もなされない横断的研究（cross-sectional study）がデータソースとして用いられます．

将来までのある期間にアウトカム（例，死亡）が発生する確率を推定する予後予測モデル（prognostic prediction model）の場合は，アウトカムが発生するリスクを持つ患者（または健常者）を，一定期間追跡する前向きコホート研究（prospective cohort study）が理想的なデータソースです．追跡期間は，年単位（例，がんの再発），週や月単位（例，入院後30日以内の死亡），あるいは，時間や日単位（例，術後合併症）の場合もあります．

ランダム化比較試験（randomized controlled trial, RCT）は，前向きコ

ホート研究の特殊なものと見なすことができるため，予後予測モデルの開発や検証に利用することができます（文献例 6－1）.

文献例 6－1

RCT をデータソースとする短期予後予測モデル

胸痛を訴える患者には，来院時に迅速なリスク評価を行い治療の集中度や内容を決定し，患者やその家族に対して予想される予後の情報を提供することが求められるため，心筋梗塞の診断に必須である心筋バイオマーカーの検査結果を待たずに，診察時に得られる情報から短期的な生命予後（30 日以内の病院死亡率）を予測するモデルが開発されました[*1].

データソースとして用いられた GUSTO-I 試験[*2]は 15 か国，1, 081 の病院に入院した，ST 上昇型心筋梗塞（STEMI）患者，41,021 人が参加した，複数の血栓溶解薬の組み合わせによる 4 アームのランダム化比較試験 (RCT) です．STEMI は，梗塞が拡大する前に冠血流を再開させ，虚血に陥った心筋を救済する処置により短期予後は劇的に改善されます．現在ではステントを用いた経皮的冠動脈インターベンション（PCI）が普及していますが，GUSTO-I 試験が行われた 1990～1993 年には血栓溶解薬による再灌流療法が広く使用されていました[*3].

一般に，RCT では介入（GUSTO-I では血栓溶解薬）の有効性を検出する必要があるため，ベースラインの因子ができるだけ均質になるように選択基準を厳しくする傾向があります．そのため，RCT から開発された予測モデルは一般化可能性（generalisability）が低くなる懸念がありますが，GUSTO-I 試験は大規模な多国間多施設 RCT であり，試験の選択基準は比較的広く，被験者は急性心筋梗塞患者の母集団を代表していると考えられています.

GUSTO-I 試験のすべての変数の定義は試験プロトコルで注意深く文書化されています．全死亡（ランダム化から 30 日以内のあらゆる原因による死亡）を主要エンドポイント（治療法の有効性の主要評価項目）として設定し，退院後も，本人または家族から返送された葉書や電話で確認しています．ほとんどの被験者が全期間にわたって追跡されており，生存／死亡という 2 値変数としてデータ収集されています．被験者，41,021 人中，全死亡数は 2,851 人でした.

予測因子にはランダム化前のベースラインデータが用いられます．割り付けられた「治療群」も予測因子の1つとなりますが，治療効果は通常，その他の因子（例，疾患の重症度や年齢）の効果と比べて比較的小さいため，予測モデル開発研究では無視されることもあります．

GUSTO-I 試験のデータは，さまざまなモデル開発の方法論的研究にも広く使用されています*4．

既存のデータベースの二次利用

近年，国際的な協力のもとに臨床研究が行われ，研究データの共有が一般的になってきたことや，多くの医療施設でカルテやレセプトの電子化が進み，検索機能によって必要なデータを抽出できるようになったことにより，既存のデータを匿名化した上で二次利用することも試みられています．

もともと別の目的のためにデザインされ収集されたデータセットを利用する場合，モデル開発に必要な予測因子が測定されていない，あるいは，測定方法が不適切で利用できないことがあるため，追加の情報収集や他のデータとのリンケージの検討が必要となることもあります*5．

アウトカムの選択

診断予測モデルのアウトカムは，参照基準（reference standard）いわゆるゴールドスタンダード（gold standard）として広く受け入れられている方法で確定されたものでなければなりません．迅速で，侵襲が少なく，安価

*1 Lee KL, Woodlief LH, et al. Predictors of 30-day mortality in the era of reperfusion for acute myocardial infarction. Circulation 1995; 91: 1659

*2 The GUSTO-I Investigators. An international randomized trial comparing four thrombolytic strategies for acute myocardial infarction. N Engl J Med 1993; 329: 673

*3 急性冠症候群ガイドライン 2018 (https://www.j-circ.or.jp/old/guideline/pdf/JCS2018_kimura.pdf)

*4 Steyerberg EW, Vergouwe Y. Towards better clinical prediction models: seven steps for development and an ABCD for validation. Eur Heart J 2014; 35: 1925

*5 Moons KG, Altman DG, et al. Transparent reporting of a multivariable prediction model for individual prognosis or diagnosis (TRIPOD): explanation and elaboration. Ann Intern Med 2015; 162: W1

な診断予測モデルを開発することができれば，ゴールドスタンダードとされる検査の前のスクリーニング検査として利用することができます．

予後予測モデルのアウトカムとしては死亡（全死亡，あるいは，特定の原因による死亡）や，がんの再発など，できるだけ定義が明確なイベント（event）が選ばれます．

参照基準による評価がもともと難しく，参照基準が確立されていないアウトカムを扱う場合は，各々の患者から得られるさまざまな情報を用いてイベント発生の有無を判断します．例えば，介入研究におけるエンドポイント委員会では，患者がいずれの群に割り付けられたかを遮蔽して，予測因子から得たものも含めて，すべての情報を利用します．

しかし，予測モデル研究においては，予測因子はアウトカムの評価に影響を与えバイアスを生じる可能性があるため，診断予測モデル，予後予測モデルいずれの場合も，予測因子はアウトカムを確定する前に測定されたものに限る必要があります．

6.2 欠測値の扱い

ほとんどすべてのデータベースにはアウトカムや予測因子の欠測があると考えられます．欠測値をどのように扱うかによって，得られた予測モデルの妥当性が大きく損なわれる場合があります（☞コラム　欠測メカニズム）．

complete case 解析

最も単純な対処法は，必要なデータがすべて揃っている被験者のみを解析対象とする方法です．欠測データのない完全なデータ構造となり非常に理解しやすいため，多くの統計ソフトの標準的な統計解析法において，complete case 解析（統計ソフトでは“listwise 削除”などと表現される）が初期設定となっています．

しかし，この方法にはいくつかの問題点があります．まず欠測データが多いとサンプルサイズが小さくなるため，モデルの過剰適合を引き起こす危険が増えます（☞6.5　モデルの検証）．さらに，欠測データのある被験者を

コラム　欠測メカニズム

欠測データ（missing data）とは利用できないデータであり，もし収集することを意図した時点で得られていたとしたら解析する意味のある値です．そのデータが欠測になった理由は，欠測データを伴う不完全データを統計解析したときにバイアスのない推測が可能かどうかに影響を与えます．

欠測データは以下の３つのメカニズムにより生まれると想定されます．

① MCAR（missing completely at random）

データがある時点で欠落するかどうかは純粋にランダムな要素で決まり，欠測データは研究の他の変数とは無関係であるとするメカニズム．臨床研究の被験者が健康問題とは無関係な理由でデータが欠落した場合です（例，勤務先の都合でデータ収集時に受診できなかった）．このメカニズムの下では，欠測データを無視して解析（complete case 解析など）をしても，研究から得られる結論にバイアスは生じませんが，MCAR が仮定できる例は稀です．

② MAR（missing at random）

データがある時点で欠落するかどうかは，それまでに観測された変数の履歴で完全に説明あるいは予測することができると仮定し，履歴が同じ（例，症状の改善が見られない）被験者の中では，欠測がランダムに生じているとするメカニズム．ある変数が欠落する確率は，観察されている（欠落していない）他の変数にのみ依存すると仮定されます．MAR は MCAR よりは受け入れられる状況が多く，このメカニズムの下では，欠落前の変数の値や他の被験者の値を用いてモデル化することにより欠測データの値を推測して，研究から結論を導くことが可能です．

③ MNAR（missing not at random）

データがある時点で欠落するかどうかはランダムではなく，それまでに観測された変数の履歴からは説明や予測ができないとするメカニズム．ある変数が欠落する確率は，観察されていない情報（例，個々の被験者が感じる治療の不快感）に依存し，もしその情報（例，不快感の指標）が記録されていれば，その値により欠落する確率が予測できると仮定されます．この場合は欠測データを MAR と同様に，それまでに観測された変数の履歴から推測してもその被験者にとっては意味がなく，ほとんどの標準的な解析方法ではバイアスのない結論を導くことができません．データが欠落する過程をモデル化し，異なるモデリングの影響を評価するための柔軟なフレームワークを提供することができる selection model や pattern mixture model などの解析方法が提案されています[*6]．

除外した後どのような解析方法を用いたとしても，その結果が妥当であるためには欠測メカニズムが MCAR であることが必要です．しかし，この前提条件が成り立つことは稀であり，予測モデル開発研究ではこの方法は避けるべきであるとされています．

単純補完法

不完全データの欠測部分を何らかの値で補完し，欠測データが存在しない完全データを作成して標準的な統計解析を実施するという方法です．欠測データを1つの値で補完する単純補完法（single imputation）は理解しやすいため，よく用いられています．補完値として，欠測データのない他の被験者からの情報を利用する方法と，同じ被験者からの情報を利用する方法があります．

前者の例は，その時点で観測されている全被験者のデータから平均値を求め欠測データを補完する方法です．この方法では，観測データは欠測がなければ得られたはずの全データからランダムに抽出されていると仮定していることになり，欠測メカニズムが complete case 解析と同様，MCAR であるという非現実的な仮定に基づいて行われています．さらに，補完される被験者に関する情報を全く用いていないため，個人内でよく似た値をとる時点ごとのデータとは異なった値で補充することになり，補完される被験者のデータの相関構造を歪めてしまいます．

後者の代表的な例は last observation carried forward（LOCF）法です．

＊6　Little RJ, D'Agostino R, et al. The prevention and treatment of missing data in clinical trials. N Engl J Med 2012; 367: 1355

経時的測定データ解析によく用いられている方法であり，その被験者の最後に測定された値でその後の欠測データを補完する方法です．脱落後のアウトカム変数が最後に観察された値のまま変化しないと仮定していることになりますが，一般的にはそのような仮定を保証する根拠が存在しないことが多く，治療の有効性を評価する研究などではバイアスが入る可能性があります．

baseline observation carried forward（BOCF）法は，欠測データをベースライン値で補完する方法です．例えば，慢性疼痛患者が治療をやめた場合，痛みがその患者のベースラインレベルに戻り，患者がその治療から長期的に利益を得ることはないと仮定できるような場合に用いることができます．LOCF 法と同様，このような仮定を保証する根拠がない限りバイアスが入る可能性があります．

多重補完法

欠測データを単一の値で補完するとパラメータ推定値の分散が過小評価されるという問題点が指摘されており，その解決方法として考案されたのが多重補完法（multiple imputation）です．多重補完法には３つのステージがあります．

① 代入ステージ：個々の欠測データを異なる値で複数（M）回補完してM個の疑似的完全データを作成する．補完値は擬似乱数発生関数によりランダムに生成する．

② 解析ステージ：作成されたM個の疑似的完全データを用いてそれぞれ個別に統計モデルを構築してM個のパラメータ推定値を得る．

③ 統合ステージ：得られたM個の推定値を統合して最終的なパラメータ推定値を得る．

欠測メカニズムがMARであることを前提としています．MARはMCARよりは受け入れられる状況が多く，近年では，主な統計パッケージに多重補完法が組み込まれています[*7]．Rには，多重補完法の代表的な手法である連鎖式による多重代入法（multivariate imputation by chained equations, MICE）

＊7　高井啓二，星野崇宏，他．欠測データの統計科学，岩波書店，東京，2016

など，複数のライブラリがあります（☞〈付録6〉欠測値の多重補完法）.

6.3 統計モデルの選択

多変量回帰モデル

予測モデルの開発に最もよく用いられている統計モデルは多変量回帰モデル（multivariate regression model）です．回帰モデルの変数には，目的変数（response variable）（従属変数ともいう）と，説明変数（explanatory variable）（独立変数ともいう）の区別があり，目的変数は説明変数によって変動すると考えます．まず，アウトカムを表す1つの変量を目的変数に，複数の予測因子の候補を説明変数に当てはめます．それぞれの説明変数が目的変数に与える影響の大きさを統計学的に定量し，できるだけ影響が大きい予測因子を説明変数として含めた多変量回帰モデルを作ります.

アウトカムで選ぶ回帰モデル

回帰モデルはアウトカムの属性に合ったものを選ぶ必要があります.

診断予測モデルのアウトカム（例，解剖学的病変の有無）や，比較的短期間の予後予測モデルの一般的なアウトカム（例，全死亡，あるいは，特定の原因による死亡）は，2値カテゴリデータとして収集されることが多いため，2項ロジスティック回帰モデルが最も利用されています（☞7　ロジスティック回帰モデル）.

アウトカムが3つ以上のカテゴリに分類される場合（例，解剖学的病変の種類）は多項ロジスティック回帰モデル（multinomial logistic regression model），カテゴリ間に順序がある場合（例，癌のステージ）は順序ロジスティック回帰モデル（ordered logistic regression model）を用います．長期間の予後予測モデルでは，一般に，生存時間のモデル化が行われます（☞〈付録5〉Cox比例ハザード回帰モデル）

予測因子の選択

予測モデルの開発研究では，データソースから多くの予測因子の候補を集め，その中から，医学的理由や先行研究の情報，多数の欠測値がある，いくつかの因子が冗長であるなどの理由で，事前に予測因子の選択が行われます．除外された被験者が多い場合には，残った被験者が，開発されたモデルを適用しようとしている母集団を代表する患者であるかどうか不確かとなり，予測モデルの一般化可能性を損ねる可能性があります．

また，データソースのサンプルサイズが小さい場合には，不適切な予測因子を選ぶ可能性が高くなる過剰適合や，重要な予測因子を選び損ねる可能性が高まる過小適合の問題が起こります（☞6.5　モデルの検証）．モデル開発にあたっては，できるだけ大きなサンプルサイズを確保することが求められます．

予測因子の候補をすべて含めたモデルから適切に事後選択を行い，最終モデルを作ります．予測したいアウトカムと個々の予測因子の間で単変量解析を行い，関連の強いものをモデルに投入するという方法がよく用いられています．しかしこの方法では，他の予測因子の交絡（confounding）（☞〈付録4〉一般化線形モデル）によって重要な予測因子が除外される可能性があるため推奨されていません．

多くの統計ソフトには自動的に変数を選択する方法が実装されています．すべての変数を最初にモデルに投入し，事前に設定された条件を満たすまで変数を省いていく変数減少法や，事前に規定した条件を満たすまで予測変数を1つずつ加えていく変数増加法，両者の組み合わせなどがあります．

サンプルサイズが大きい場合はどのような変数選択法を用いても同じモデルに行きつくことができますが，サンプルサイズが十分でない場合，コンピュータのアルゴリズムに任せっきりにするのではなく，医学的理由や先行研究の情報に基づいて，研究者自身が決定する必要があります[*8]．

＊8　Katz MH（著），木原雅子，木原正博（監訳），医学的研究のための多変量解析 ―一般回帰モデルからマルチレベル解析まで，メディカル・サイエンス・インターナショナル，東京，2008

6.4 モデルの性能

臨床現場ではできるだけ予測精度の高いモデルが求められます．モデル性能（model performance）を評価するさまざまな方法や指標が考案されていますが，モデルの全体的な適合度，識別，および，較正の指標に分けることができます．従来から用いられている指標以外にも，さまざまな研究者により予測モデルの性能評価のための新しい指標が提案されています[*9]．

〔1〕 全体的な適合度

モデル開発を行う統計家が最も重要視する，「モデルの当てはまりの良さ（goodness-of-fit）」と呼ばれる概念と関係する指標です．

1つのデータセットに対して当てはまりの良いモデルを得るには，できるだけ多くのデータ点を通るようにしなければなりません．アウトカムが連続量データの場合は，線形回帰分析（linear regression analysis）を行い決定係数（multiple R-squared），R^2 を求めます．寄与率とも呼ばれ，アウトカムの変動のうちモデルによって説明される割合を表します．0から1の間の値をとり，完璧なモデルであれば $R^2 = 1$ です．

カテゴリデータをアウトカムとする一般化線形モデル（generalized linear model, GLM）では，最尤推定法（maximum likelihood estimation）と呼ばれる方法で，対数尤度が最大になるようにパラメータを求めます（☞〈付録4〉一般化線形モデル）．モデルの適合度の指標としては，最大対数尤度（maximum log likelihood），最大対数尤度に -2 を掛けた値であるデビアンス（deviance），赤池情報量規準（Akaike's information criterion, AIC）やベイズ情報量規準（Bayesian information criterion, BIC）などが用いられます．R^2 を一般化した Nagelkerke's R^2 が用いられることがありますが，通常の R^2 に比べて低い値が得られやすいことから，モデルの適合度の指標としては非実用的であるとされています．

＊9 Steyerberg EW, Vickers AJ, et al. Assessing the performance of prediction models: a framework for some traditional and novel measures. Epidemiology 2010; 21: 128

同じデータセットから複数のモデルを作成して性能の比較をすることがあります．モデル間で当てはまりの良さを比較するには尤度比検定（likelihood ratio test）を行います．

[2] 識別

識別（discrimination）とは，リスクの高い患者とリスクの低い患者を区別できる能力です．リスク（特定の病態の有無や予後）を2値化して評価することが多い医療分野では，陽性／陰性で判定するスクリーニング検査で用いられる感度（sensitivity）や特異度（specificity）などの，臨床家になじみやすい指標がよく利用されています（☞〈付録3〉診断法の有用性の指標）．

▶ ROC 曲線

予測モデルを用いると，リスクは確率として推定されます．確率は0〜1の連続量です．生化学検査値（連続量）などの場合はそれぞれの基準値が決められており，基準値より小さい場合は陰性，大きい場合は陽性と2値化することによって感度や特異度を計算することができます．予測モデルによりアウトカム（例，疾患の有無）を予測する場合もこの方法を用います．

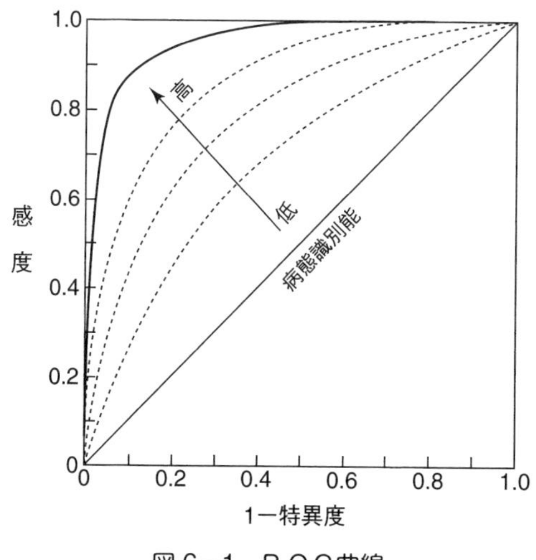

図6-1 ROC曲線

カットオフ（cutoff）値を少しずつ変えて，横軸に偽陽性率（false positive rate），すなわち，1－特異度，縦軸に真陽性率（true positive rate），すなわち，感度をプロットしたROC曲線（receiver operating characteristic curve）を描くことにより，最適なカットオフ値を見つけることができます．

また，ROC曲線の形からモデルの識別能を評価することができます．ROC曲線の左下隅の点（0, 0）から右上隅の点（1, 1）へ引いた対角線とROC曲線が重なっている時，すなわち，曲線下面積（area under the curve, AUC）*[10]が0.5の場合，モデルの識別能は全くありません（でたらめな予測が偶然当たるのと同程度の識別能）．AUCが1に近いほど（ROC曲線が，左上の点（0, 1）の方向に膨らんでいるほど），少ない偽陽性率でアウトカムの発生／非発生を識別することができます（図6－1）．

[3] 較正

較正（calibration）とは，アウトカム発生の予測確率の全範囲にわたって，実際に観察されたアウトカム発生率との一致度を評価することを示します．医療分野や電気化学分野では，機器測定において検量線を描いて実際の値を求める過程を較正と呼んでいるので誤解しやすい指標です．

▶較正のグラフ化

予測確率をx軸，アウトカム発生率をy軸にとって較正プロット（calibration plot）を描いて視覚的な確認を行います（図6－2）．例えば，100人の患者の死亡確率を推定した場合，予測死亡確率の低い順に並べて10分割します（各分画に10人含まれる）．いずれの分画においても，実際に観察された死亡率（各分画の10人における死亡率）と，分画ごとの予測死亡確率の平均値が近ければ，較正の良いモデルであると言えます（図中の黒点は，各分画の10人の予測死亡確率に対する観察死亡率を表す）．

較正プロットは，いわゆる検量線と似ていますが傾きや切片の解釈の仕方

＊10　曲線下面積（AUC）はc統計量（c statistic），あるいはcインデックス（c index）と呼ばれることもある．

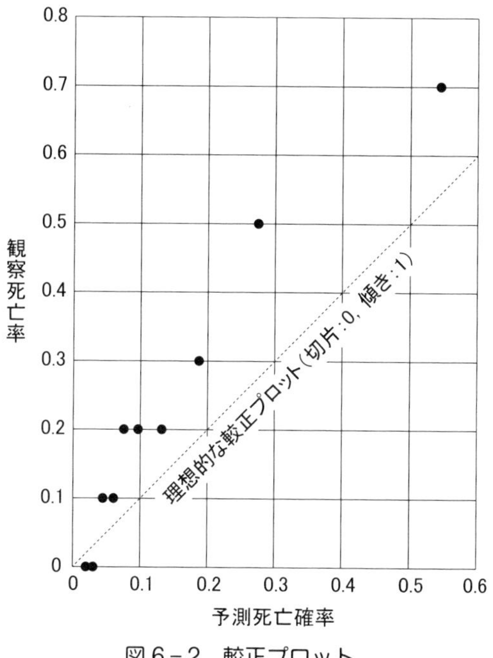

図6－2　較正プロット

が異なります．切片（intercept）は，モデルによる予測値が，平均して，観測値とどの程度ずれているかを表しており，全体的な較正（overall calibration），あるいは大規模な較正（calibration-in-the-large）と呼ばれています．切片が0に近い場合は予測値と観測値が，全体としてよく一致していると見なすことができます．

傾き（slope）はデータの広がりを表しています．傾きが1に近ければ，プロットの分画の全範囲にわたって良好な較正が維持されていることを表しています（破線）．傾きが1より大きい（過小予測），または小さい（過大予測）分画は，較正不良を示します．モデル開発に用いたデータセットでは，切片＝0，傾き＝1に近くなるはずですが，検証データセットでは，多くの場合どちらの値もずれてしまいます．予測モデルを新しい母集団に適用する際には較正しなおす必要があります．

較正の検定法として，従来からHosmer-Lemeshow検定がよく用いられていますが，サンプルサイズが小さければ有意になりにくく（較正が良いと判定），サンプルサイズが大きければほとんど常に有意になってしまいます（較正が悪いと判定）．また，較正不良がどの分画で起こっているかやずれの大きさもわからないため，Hosmer–Lemeshow 検定によるモデルの性能評価には限界があることに注意が必要です．

6.5 モデルの検証

なぜモデルの検証が必要なのか

予測モデルの開発研究では，通常，多くの予測因子の候補を集めますが，解析に含める因子が増えれば増えるほど，関連が弱く，情報価値のない因子を誤って最終モデルの中に選択してしまう危険が増大します．これをモデルの過剰適合（overfitting），あるいは過度の期待（optimism）と呼んでいます．

このようなモデルは開発データセットでの性能が高くても，それ以外の対象に対する性能が悪く，一般化可能性（generalisability）の低いモデルとなってしまいます．これを避けるために，モデル開発に用いたものとは別のデータセットを用いた時にも，モデルの性能が低下しないかどうかを評価することが求められます．これをモデル検証（model validation）と呼びます．

検証方法には，モデル開発に用いた母集団から別の対象を抽出して性能を評価する内的検証と，開発に用いた集団ではなく，別の集団のデータを用いて性能を評価する外的検証があります[*11]．

[1] 内的検証

内的検証（internal validation）では，開発データセットを複数の群に分けたり，何度も再抽出を繰り返したりして対象を抽出し，性能を評価します．開発データセット以外のデータは使用せずに，過剰適合を調整するためにモ

＊11 Moons KG, Altman DG, et al. Transparent reporting of a multivariable prediction model for individual prognosis or diagnosis (TRIPOD): explanation and elaboration. Ann Intern Med 2015; 162: W1

デル開発研究の一部として行われます．

内的検証には，以下のようなサンプリング法がよく用いられます．

▶サンプル分割検証

以前は，開発データセットをランダムに2分割し，1つはモデル開発用，もう1つは検証用とするサンプル分割検証（split-sample validation）がよく用いられてきましたが，この方法にはいくつかの欠点があります．

まず，すべてのデータをモデル開発に使用できないため非効率的です．また分割された2つのデータセットは偶然によってしか変わらないので非常によく似ており，したがって，性能もあまり変化しません．

サンプルサイズが十分に大きい場合には，研究の実施された時期や場所によってデータセットを分割するという方法もあります．

▶k分割交差検証

サンプル分割検証の拡張法であるk分割交差検証（k-fold cross-validation）は，データセットをk個に分割します．例えば，10分割交差検証では，

① データセットをランダムに，同じサンプルサイズの10グループに分割する．
② 10のうち9グループを用いて予測モデルを開発し，残りの1グループでその性能を検証する．
③ このグループを元のデータセットにもどして，別の1グループを性能の検証用にする．
④ これを繰り返して予測モデルの開発を10回行い，どのグループも検証用に用いられるようにする．
⑤ 10の予測モデルの性能の平均値を求める．

▶ブートストラップ法

ブートストラップ（bootstrapping）法はコンピュータによるシミュレーションの一種ですが，乱数を生成してサンプルとするのではなく，実際のデータセットからランダム抽出したサンプルを用いるのが特徴です．

① 開発データセット全体（サンプルサイズ：n）を用いて予測モデルを開発し，見かけの性能を算出する．
② 開発データセット全体から，ランダムにn個のサンプルを復元抽出（重複を許した抽出）し，ブートストラップサンプルを生成する．
③ ブートストラップサンプルを用いて，①と同じ予測因子を選択して予測モデルを構築する．
　i．ブートストラップサンプルでのモデルの見かけの性能を算出（bootstrap performance）
　ii．もとのサンプルを用いて，ブートストラップサンプルで構築したモデルの性能を算出（test performance）
④ iとiiの性能の差から過大な見積もり分を算出．
⑤ ②～④を最低100回繰り返す．
⑥ 過大な見積もりの推定値を平均し，過大な見積もりを調整した性能を算出する．

〔2〕 外的検証

外的検証（external validation）では，一般的には，同じ研究者が，同じ予測因子・アウトカムの定義で，開発に用いたデータセット以外の対象のデータを使用して性能の評価を行います．モデル開発後に，別の研究者が，異なる病院や国でデータ収集した場合には，異なる定義や測定法が使用されていることがあります．対象が似ていても施設が異なる場合（例，二次ケアの施設で開発されたモデルを，プライマリーケア患者を対象として評価する）や，対象が全く異なる場合（例，成人を対象に開発されたモデルを，小児を対象として評価する）もあります．

▶検証研究のデザイン

外的検証研究は，事前にデザインした研究に新しい個人を登録し，前向きに実施することが理想的ですが，予測モデルの予測因子とアウトカムが含まれる既存のデータセットがあれば，それを利用して後ろ向きコホート研究として行うことも可能です．検証用データセットのアウトカムは，モデル開発

文献例 6－2

Duke 臨床スコアの外部検証研究

1993 年に Pryor らによって開発された Duke 臨床スコアと呼ばれる冠動脈疾患の診断予測モデルは，年齢，性別，症状，心筋梗塞の病歴，喫煙，脂質異常症，糖尿病，および安静時の心電図所見に基づいて，75％以上の狭窄の存在を予測します[＊12]．現在，欧米のガイドラインでは，胸痛を訴える患者の冠動脈造影検査前確率を非侵襲的検査によって推定することを推奨していますが，有病率の低い母集団では Duke 臨床スコアは過大予測している可能性が示唆されています．

そこで，各国の研究者がコンソーシアムを結成し，さまざまな有病率の 18 の病院のデータベースに含まれる 5,677 人の患者を対象として Duke 臨床スコアの外部検証が行われました．主なアウトカムは閉塞性冠動脈疾患であり，冠動脈造影で少なくとも 50％の直径の狭窄を伴う血管が 1 つ以上ある場合と定義されました．有病率の低い施設では Duke 臨床スコアにより予測された確率に対するアウトカムの観察確率の較正プロットの傾きが，全体的に 1 以下に大きくずれていることが判明したため，有病率の低い母集団のために，検証母集団のデータを用いて更新された予測モデルが構築されました[＊13]．

＊12　Pryor DB, Harrell Jr FE, et al. Estimating the likelihood of significant coronary artery disease. Am J Med 1983; 75: 771

＊13　Genders TS, Steyerberg EW, et al. Prediction model to estimate presence of coronary artery disease: retrospective pooled analysis of existing cohorts. BMJ 2012; 344: e3485

セットと同じ参照基準により確定されている必要がありますが，不可能な場合は代理のアウトカムが用いられることもあります．

外的検証研究においてもモデルの性能（識別および較正）を評価し，開発研究における元の予測モデルの性能と比較します．外的検証研究におけるモデルで良好な性能が示されれば一般化可能性の強力な証拠と見なすことができます．予測モデルの性能が劣っていることが判明した場合，検証用データを使用して適切な数の説明変数を含む，できるだけ単純なモデルから始め，モデルに新たな因子を含めたり，逆に不要な因子をモデルから除いたりしてモデル更新（model updating）を続けます（文献例 6 - 2）．

ロジスティック回帰モデル

本章では，医療分野の予測モデルとして最もよく利用されている2項ロジスティック回帰モデルの開発および検証方法について，架空のデータセットを用いた数値例により具体的に説明します．

7.1 ロジスティック回帰モデルの基本

2項ロジスティック回帰モデル（binomial logistic regression model）は，2値カテゴリデータで得られるイベントを以下のように変換して連続量として扱います．

例えば，イベントが生存／死亡の場合，データセット全体での死亡率をπ，生存率を$1-\pi$と表した時，$\frac{\pi}{1-\pi}$をオッズ（odds），オッズの対数をとったもの，$\log\frac{\pi}{1-\pi}$をπのロジット（logit）と呼びます．

死亡率，πに影響を及ぼす因子がk個ある場合，$\log\frac{\pi}{1-\pi}$と，説明変数，x_1，x_2，…，x_kとの関係は（7－1）式で表されます．各説明変数の回帰係数，$\beta_1, \beta_2, \cdots, \beta_k$は，他の説明変数を調整した（影響を取り除いた）上で，その変数の変化が目的変数にどれほどの効果をもたらすかを示すものです．つまり，それぞれの説明変数の「重み（weight）」です．β_0はこのモデルの切片（intercept），すなわち，すべての説明変数が0の時の基準ロジットです．data_x（表7－1）では，age＝0（歳），sex＝男性（1），factorA＝非保有（1），factorB＝非保有（1）の場合のロジットの値を表しています[*1]（☞〈付録4〉一般化線形モデル）．

$$\log\frac{\pi}{1-\pi}=\beta_0+\beta_1\times x_1+\beta_2\times x_2+\cdots+\beta_k\times x_k \cdots\cdots\cdots\cdots\cdots \text{（7－1）式}$$

＊1　Rでロジスティック回帰分析を行う際には，2値のカテゴリデータは基準とするカテゴリが0，もう一方が1に変換される．

個々の患者にイベントが発生する確率，pを予測したい場合には，(7－1)式をπについて解いた以下の式を用います．

$$\pi = \frac{e^{(\beta_0 + \beta_1 \times x_1 + \beta_2 \times x_2 + \cdots + \beta_k \times x_k)}}{1 + e^{(\beta_0 + \beta_1 \times x_1 + \beta_2 \times x_2 + \cdots + \beta_k \times x_k)}} \cdots\cdots\cdots\cdots\cdots \text{(7－2) 式}$$

(7－2) 式のπを，各患者が死亡する確率，pと読み替えて*2，このモデルの説明変数，x_1，x_2，…，x_kに，個々の患者のデータを代入すれば，pの予測値を求めることができます．

7.2 ロジスティック回帰モデルの構築

本節では，予測モデル開発に必要な統計手法を理解することを目的として，扱いやすい小規模な架空のデータセット，data_x（表7－1）を用いて2項ロジスティック回帰モデルを構築し，次節では，モデルの予測性能を評価します．

data_xは何らかの臨床データベースの中から，事前に適格基準を決めた上で抽出した症例（n＝250）を，全期間（例，入院後30日間）にわたって追跡し，イベント（例，死亡）の発生／非発生が全症例で確認されていると仮定しています．一般的な経験則では，2項ロジスティック回帰モデルの場合，説明変数ごとに少なくとも10イベントが必要です．data_xのイベント(event: 1）発生数は31です．したがって，モデルに含める予測因子は3つ程度に制限されます．

実際のモデル開発研究では，十分なサンプルサイズとイベント数のデータセットを用意してください．

＊2　死亡を1，生存を0として，データセット全体での死亡率，πを計算すると，個々の患者が死亡する確率（イベントが"1"となる確率），pの平均値に等しくなる．

表 7－1　データセット（data_x）の最初の 10 症例

No.	sex	age	factorA	factorB	event
1	1	60	1	2	0
2	2	80	2	1	1
3	2	34	2	2	1
4	2	58	1	2	0
5	1	62	1	1	0
6	2	71	1	2	0
7	2	70	2	2	0
8	2	68	2	1	1
9	1	59	1	2	0
10	1	56	2	2	0

No.：　患者の識別番号
sex：　性別（1＝男性，2＝女性）
age：　年齢（連続量）
factorA：　イベント発生に影響のある因子 A（1＝因子非保有，2＝因子保有）
factorB：　イベント発生に影響のある因子 B（1＝因子非保有，2＝因子保有）
event：　観察されたアウトカム（0＝非発生，1＝発生）

Rの準備

データセット，data_x を read.csv()関数を用いて読み込みます．2 項ロジスティック回帰モデルは一般化線形モデル（generalized linear model, GLM）（☞〈付録 4〉一般化線形モデル）に含まれるので glm()関数を用います．glm()は標準実装されており，R を起動して直接入力するだけで使うことができます．

数値例 7-1

```
> data_x<-read.csv("data_x.csv")
> # 2項ロジスティック回帰モデルを構築する ………………………………… 1)
> model_logist<-glm(event~age+sex+factorA+factorB,data=data_x,
+ family=binomial)
> summary(model_logist)      # モデルの要約 ……………………………… 2)

Call:
glm(formula=event~age+sex+factorA+factorB,family=binomial,
    data=data_x)
Deviance Residuals:
    Min         1Q     Median        3Q       Max
-1.3158    -0.5297    -0.3603   -0.2256    2.9466
Coefficients: ………………………………………………………………………………… 3)
              Estimate   Std. Error  z value   Pr(>|z|)
(Intercept)  -8.12876      1.68832   -4.815   0.00000147 ***
age           0.08396      0.02213    3.794   0.000148 ***
sex           0.16994      0.44687    0.380   0.703732
factorA       1.34262      0.43086    3.116   0.001832 **
factorB      -1.03964      0.46137   -2.253   0.024235 *
---
Signif. codes:  0 '***' 0.001 '**' 0.01 '*' 0.05 '.' 0.1 ' ' 1
(Dispersion parameter for binomial family taken to be 1)
    Null deviance: 187.41  on 249  degrees of freedom  ……… 4)
Residual deviance: 157.52  on 245  degrees of freedom
AIC: 167.52
Number of Fisher Scoring iterations: 5

> # 各患者が死亡する確率を求める …………………………………………………… 5)
> predict (model_logist, type="response")
          1           2           3           4           5           6
0.025140612 0.639598049 0.013019101 0.025190113 0.079420642 0.071471897
          7           8           9          10          11          12
0.213218558 0.393192224 0.023162860 0.065925647 0.191125816 0.030537737
……(略)……
```

[解説]

1) Rでは，モデル（回帰式）は "~" を挟んで，目的変数を左辺に，説明変数を "+" で結合して右辺におく．data_x のすべての変数を含めた2項ロジスティック回帰モデル，glm(event~age + sex + factorA + factorB) を構築し，オブジェクト，model_logist に代入する．glm()関数の引数は，モデル以外に，データセット名：data = data_x，確率分布：family = binomial（2項ロジスティック回帰モデルは2項分布を利用する）を指定する．

2) summary()関数により，2項ロジスティック回帰モデル，model_logist の基本的な情報が得られる（Call：以下の行）．

3) 各説明変数の回帰係数の推定値（Coefficients）とその検定結果：(Pr(>|z|)：P値が0.05以下であるage，factorA，およびfactorBはeventの発生確率に有意な影響を与えるが，sexは有意な影響を与えない（最終モデルから除くことができる）．

4) モデルの比較：Null deviance（対照：切片のみのモデルのデビアンス）：187.41に比べて，Residual deviance（当てはめたモデルのデビアンス）：157.52の方が小さい．モデルに含めた変数全体として，切片のみの（説明変数を含まない）モデルより当てはまりが良いことを表している．

5) predict()関数を用いて，個々の患者にイベントが発生する（死亡する）確率，pを求めるには，引数として，モデルおよび，type = "response" を設定する．(7-2) 式に各説明変数の回帰係数の推定値を代入した以下の式による計算が行われる．

$$p = \frac{e^{(-8.12876 + 0.08396 \times age + 0.16994 \times sex + 1.34262 \times factorA - 1.03964 \times factorB)}}{1 + e^{(-8.12876 + 0.08396 \times age + 0.16994 \times sex + 1.34262 \times factorA - 1.03964 \times factorB)}}$$

例えば，No. 1（age: 60, sex: 1, factorA: 1, factorB: 2）の死亡確率，pは0.025140612と予想される．実際には，event = 0（生存）が観察されている（表7-1）．

7.3 ロジスティック回帰モデルの性能

予測モデルの識別能

数値例 7-1 で構築したロジスティック回帰モデル，model_logist によって予測されたイベント発生確率のカットオフ値を設定し，モデルの識別能を評価します（☞ 6.4　モデルの性能［2］識別）．

Rの準備

数値例 7-1 に続いて行わない場合は，データセット data_x の再読み込み，および，モデル model_logist の再構築が必要です．pROC ライブラリ[*3]に含まれる roc() 関数を用います．

数値例 7-2

```
> library (pROC)          # ライブラリを読み込む
> pred_1 <- roc (data_x$event, fitted (model_logist))  ……… 1)
> # 識別能の指標を求める ……………………………………………………… 2)
> coords (pred_1, x="best", ret=c("threshold","tn","tp","fn","fp",
+ "sensitivity","specificity"))

          threshold  tn  tp  fn  fp sensitivity  specificity
threshold 0.1784258 183  21  10  36   0.6774194    0.8356164  ……… 3)

> plot (pred_1, legacy.axes=TRUE)        # ROC 曲線を描く ……… 4)
> auc (pred_1)                           # AUC を求める ………… 5)
Area under the curve: 0.755
```

＊3　ROC を描いて識別能の指標を求める関数をまとめたライブラリ．Robin X, Turck N, et al. pROC: an open-source package for R and S+ to analyze and compare ROC curves. BMC Bioinformatics 2011; 12: 77（http://www.biomedcentral.com/1471-2105/12/77/）

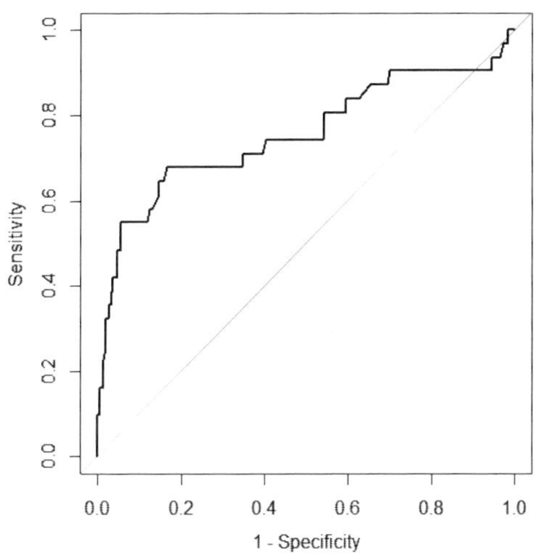

［解説］

1） 実際に観察された event（2 値）と fitted()関数により model_logist を用いて予測した event の発生確率（連続量）の間で，roc()関数により ROC 曲線を求め，pred_1 とする．

2） coords()関数の引数を，x = "best" と指定することにより，感度と特異度が最大となるカットオフ値が選択される．ret = c()で出力させる指標を指定．真陰性（true negative, tn），真陽性（true positive, tp），偽陰性（false negative, fn），偽陽性（false positive, fp），感度（sensitivity），特異度（specificity）．

3） 0.1784258 が，カットオフ値（= threshold）として選択されており，< 0.1784258 をイベント非発生，≧ 0.1784258 をイベント発生として感度や特異度が計算されている．

クロステーブル（crosstable）（☞〈付録 3〉診断法の有用性の指標）にまとめると，以下のようになる．

		モデルにより予測されたイベント発生確率		
		非発生 < 0.1784258	発生 ≧ 0.1784258	合計
観察された アウトカム (event)	生存 (0)	tn = 183	fp = 36	219
	死亡 (1)	fn = 10	tp = 21	31
	合計	193	57	n = 250

specificity＝「生存」群における「死亡確率が 0.1784258 未満」の比率＝183/219＝0.8356164

sensitivity＝「死亡」群における，「死亡確率が 0.1784258 以上」の比率＝21/31＝0.6774194

4) plot()関数で legacy.axes＝TRUE とすると， x 軸を "1－specificity", y 軸を "sensitivity" とする ROC 曲線を描く.

5) モデルの識別能の指標：曲線下面積（area under the curve, AUC）は 0.755＊4.

EZRのメニュー操作

［統計解析］⇒［検査の正確度の評価］⇒［定量検査の正確度の診断への評価（ROC 曲線）］

結果：event，予測に用いる値：fitted.glm.1（保存された予測値に自動的に付けられる変数名）

臨床的カットオフ値

数値例 7－2 では，感度と特異度が最大となるカットオフ値を設定して event の発生確率を 2 値カテゴリデータに変換していますが，このようなカットオフ値の決め方が予測モデルの臨床的有用性（予測モデルを使用しない場合よりも適切な臨床判断）に繋がるとは限りません．臨床的に最適な

＊4 通常，説明変数を入れ替えて別のモデルを構築し，同様に ROC 曲線を求めて識別能を比較し，最も識別能の高いモデルを最終モデルとする．AUC の比較には roc.test ()関数を利用．

カットオフ値を決定するには統計学的手法とは別のアプローチが必要です.

特異度が高く（偽陽性が少ない），感度が低い（偽陰性が多い）診断モデルを用いれば，鑑別すべき疾患を持たない人を患者と誤診することはめったにないため，結果が陽性であれば疾患であると確定するのに適しています．逆に，感度が高く（偽陰性が少ない），特異度が低い（偽陽性が多い）モデルの場合は，疾患を見逃すことが稀なので陰性結果で鑑別すべき疾患を除外するのに適しています．

coords()関数の引数を，x="all"とすると，カットオフ値を順に変化させて感度と特異度のバランスを確認することができます（数値例 7 - 3）.

数値例 7-3

```
> pred_1 <- roc (data_x$event, fitted (model_logist))
> coords (pred_1, x="all", ret=c("threshold","tn","tp","fn","fp",
+ "sensitivity","specificity"))
       thReshold   tn   tp   fn   fp   sensitivity  specificity
  1          -Inf   0   31    0   219   1.00000000   0.00000000
  2   0.006039665   1   31    0   218   1.00000000   0.00456621
  3   0.008612908   2   31    0   217   1.00000000   0.00913242
  4   0.011165527   3   31    0   216   1.00000000   0.01369863
  5   0.013010981   4   31    0   215   1.00000000   0.01826484
                              ……(略)……
  114 0.176186993  182  21   10   37   0.67741935   0.83105023
  115 0.178425840  183  21   10   36   0.67741935   0.83561644
  116 0.182441961  185  20   11   34   0.64516129   0.84474886
                              ……(略)……
  151 0.575580456  218   3   28    1   0.09677419   0.99543379
  152 0.579501575  219   3   28    0   0.09677419   1.00000000
  153 0.609672737  219   2   29    0   0.06451613   1.00000000
  154 0.667286886  219   1   30    0   0.03225806   1.00000000
  155         Inf  219   0   31    0   0.00000000   1.00000000
```

予測モデルの較正

model_logistにより予測したeventの発生確率の全範囲において，実際に観察された発生率と一致しているかどうかを調べるHosmer–Lemeshow検定を行います．

Rの準備

数値例7－1に続いて行わない場合は，データセットdata_xの再読み込み，および，モデルmodel_logistの再構築が必要です．ResourceSelectionライブラリ[*5]に含まれているhoslem.test()関数を用います．

数値例 7-4

```
> library (ResourceSelection)              # ライブラリを読み込む
> hoslem.test (data_x$event, fitted(model_logist), g=10) …… 1)
            Hosmer and Lemeshow goodness of fit (GOF) test
data:  data_x$event, fitted(model_logist)
X-squared=25.382, df=8, p-value=0.001339 ………………………… 2)
```

[解説]

1)　fitted()関数によりmodel_logistを用いて予測したeventの発生確率（連続量）求め，これを10分画して（g＝10），各分画の実際に観察されたevent（2値）との一致度をhoslem.test()関数を用いて検定する．

2)　モデルの較正がよいほどカイ2乗値（X-squared）は小さく，P値は有意ではない値をとる．P＝0.001339であり，いずれか分画で較正不良が起こっていることを表している．

＊5　資源選択関数をまとめたライブラリ．Lele SR, Keim JL, et al. ResourceSelection: Resource selection (probability) functions for use-availability data. R package version 0.3-5. 2019（https://CRAN.R-project.org/package=ResourceSelection）

較正プロット

Hosmer–Lemeshow 検定では，較正不良がどの分画で起こっているかや，ずれの大きさがわからないので，較正プロット（calibration plot）を描いて視覚的に確認することが推奨されています（☞6.4 モデルの性能［3］較正）．

Rの準備

数値例7−1に続いて行わない場合は，データセット data_x の再読み込みが必要です．rms ライブラリ[*6]では，lrm()関数を用いてロジスティック回帰モデルを再構築する必要があります．calibrate()関数を用いると，ブートストラップ法や k 分割交差検証法（☞6.5 モデルの検証）による内的検証も行うことができます．

数値例 7-5

```
> library (rms)              # ライブラリを読み込む
> # ロジスティック回帰モデルを構築する
> model_logist<-lrm(event~age+sex+factorA+factorB,data=data_x,
+ x=TRUE, y=TRUE)
> model_logist               # モデルの要約

Logistic Regression Model
lrm(formula=event~age+sex+factorA+factorB, data=data_x, x=TRUE,
y=TRUE)

                  Model Likelihood   Discrimination    Rank Discrim.  …… 1)
                     Ratio Test         Indexes          Indexes
 Obs   250     LR chi2     29.89    R2       0.214    C        0.755
  0    219     d.f.            4    g        1.262    Dxy      0.510
  1     31     Pr(>chi2)<0.0001     gr       3.531    gamma    0.513
 max |deriv| 9e-09                  gp       0.122    tau-a    0.111
                                    Brier    0.087
```

＊6 モデリングを支援および合理化する関数をまとめたライブラリ．Harrell FE Jr. rms: Regression modeling strategies. R package version 6.2 0, 2021（https://CRAN.R-project.org/package=rms）

```
            Coef    S.E.    Wald Z  Pr(>|Z|) ·························· 2)
 Intercept -8.1288 1.6885   -4.81   <0.0001
 age        0.0840 0.0221    3.79    0.0001
 sex        0.1699 0.4469    0.38    0.7037
 factorA    1.3426 0.4309    3.12    0.0018
 factorB   -1.0396 0.4614   -2.25    0.0242

> # model_logist の較正プロットを描く ········································· 3)
> cali <- calibrate (model_logist, method="boot", B=300,
+ predy=seq(.01, .99, length=100))
> plot (cali)

n=250   Mean absolute error=0.044   Mean squared error=0.00279 ··· 4)
0.9 Quantile of absolute error=0.078
```

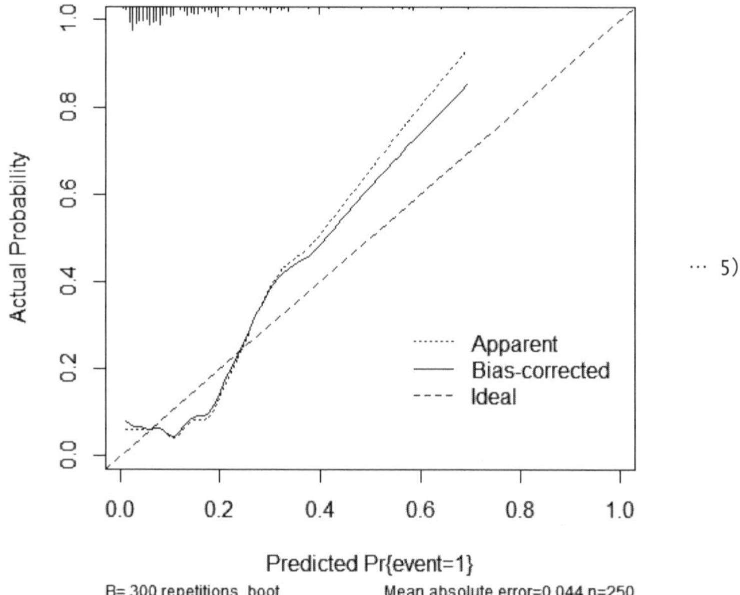

… 5)

[解説]

1）　モデルの性能を評価するためのさまざまな指標．詳細は rms ライブラリの reference manual[*7] を参照されたい．

Obs：モデル構築に用いたデータ数，max|deriv|：対数尤度の最大絶対値
〈モデルの尤度比検定（Model Likelihood Ratio Test）〉
　LR chi2：モデル尤度比χ2，　d. f.：自由度，　Pr(>chi2)：P値（切片のみのモデルと比較して，model_logist の方が全体として当てはまりが良いので説明変数をモデルに含める意味がある）.
〈識別指標（Discrimination Indexes）〉
　R2：Nagelkerke R^2, g：g-index, gr：オッズ比スケールの g-index，gp：Brier スコアに使用されたのと同じカットオフを使用した確率スケールの g-index，Brier：Brier スコア
〈順序識別指標（Rank Discrim. Indexes）〉
　C：c インデックス（☞数値例 7－2 で得られた AUC の値と同じ），Dxy：Somers Dxy，gamma: Goodman- Kruskal の γ, tau-a: Kendall の τ a.

2)　数値例 7－1 で glm() 関数により構築したロジスティック回帰モデルと同じモデルが作られている.

3)　calibrate() 関数により，予測確率を x 軸，アウトカム発生率を y 軸にとって較正プロットを描く．引数は，モデル，内的検証方法：ブートストラップ法（Method＝boot），繰り返し数：B＝300，予測確率（横軸）の目盛：最小値，最大値，等間隔（.01, .99, length＝100）.

4)　平均絶対誤差（Mean absolute error）は，予測値と較正値との差の（正負を無視して計算した）平均値．90 パーセンタイル絶対誤差（0.9 Quantile of absolute error）は予測値と較正値との差の 90%はこの数値より小さいことを表す．いずれの値も，予測モデルによるアウトカムの発生確率と実際に観察された発生率の一致度が良いほど小さくなる.

5)　Apparent（点線）：元のモデルの予測値プロット，Bias-corrected（直線）：ブートストラップ法による調整値プロット，ideal（破線）：切片が 0 で傾きが 1 の完璧な較正を表す直線．各分画のプロットが ideal（破線）付近にあれば，較正が良いモデルであることを意味している．Apparent（点線）および Bias-corrected（直線）のいずれにおいても，ideal 線より上にある範囲では，モデルがアウトカム発生率を過小予測しており，

＊7　rms ライブラリ reference manual（https://cran.r-project.org/web/packages/rms/rms.pdf）

ideal 線より下にある範囲では過大予測していることを示す．

較正プロットがどの分画においても大きくずれていることからわかるように，この２項ロジスティック回帰モデルでは，実際のアウトカムを正確に説明できていません．全体的な適合度（当てはまり）が悪いモデルでは，ブートストラップ法などの内的検証の手法を用いても十分な調整ができません．

7.4 その他のモデルの当てはめ

木モデル（tree model）は，データセット全体に適合するよう構造化された多変量回帰モデルとは異なり，データを柔軟かつ局所的に分割していくノンパラメトリックな手法です．結果の直感的な解釈が容易であるという理由で臨床家に広く受け入れられています．

木モデルの基本

木モデルは，最終的な分割におけるアウトカムをできるだけ均質なものにすることを目指して，データを繰り返し分割する再帰分割（recursive partitioning）と呼ばれる直感的なアルゴリズムを用いて構築されます．

データの集合Aに対して，Aを２つの部分に分割する最良の方法を以下のように見つけます．

① p 個の予測因子（$j=1, 2\cdots, p$）それぞれについて，カットオフ値，c_j を設定する．

② Aに含まれる個々のデータを c_j 未満と，c_j 以上の２つの区画に分割する．

③ Aの各区画の同質性（誤分類された割合）をジニ不純度（Gini impurity）や情報エントロピー（information entropy）などを指標として測定する．

④ 区画内の同質性が最大になるような予測因子，j とそのカットオフ値，c_j を選んで分割した区画を A_1 と A_2 とする．

⑤ 区画 A_1 と A_2 それぞれに同じ操作，①～④を繰り返す．

すべての患者のデータを含む根（root）から始めて，一連のノード（node）と呼ばれる分岐点で繰り返し分割され，区画の同質性を十分改善する区画分割ができなくなるまでアルゴリズムを繰り返すことにより，葉（leaf）と呼ばれる小グループに分類されます．分岐が葉に到達すると，アウトカムに関して可能な限り均質になります．

分割が進み，終端の葉があまりに小さくなりすぎると，データに過剰適合してノイズ（例，測定誤差や誤分類）を捕捉してしまうため，予測モデルとして役に立つ情報を提供しない分岐を削除する刈り込み（pruning）が必要となります．

ノードの分岐方法によってさまざまなタイプの木モデルが開発されています[*8]．

分類回帰木（CART）

医療分野で最も利用されている分類回帰木（classification and regression trees, CART）は，決定木（decision tree），あるいは，単に木モデルと呼ばれる一般的な分類（classification）と回帰（regression）の手法です．アウトカムが因子（例，生存／死亡）の場合は分類が行われ，連続量（例，死亡率）の場合は回帰が行われます．

分類回帰木の分類アルゴリズムは直感的です．データはそれぞれのノードで2つのサブグループに分割されます．サブグループ間のアウトカムを最もよく区別する予測因子から始めます．この過程は，利用可能なすべての予測因子を使用して，サブグループごとに順番に繰り返されます．同じ予測因子を複数回使用することができ，適切に分割する因子がないか，またはサブグループが指定された最小サイズに達した時に停止します．

＊8　Bruce P, Bruce A（著）．黒川利明（訳）．データサイエンスのための統計学入門，オライリー・ジャパン，東京，2018

Rの準備

データセット，data_x（☞7.2　ロジスティック回帰モデルの構築）を利用します．rpartライブラリ[*9]に含まれるrpart()関数を用いてCARTモデルを構築します．アウトカム，eventを0から1の数値データ（連続量）と見なす場合は回帰が行われます．

数値例 7-6

```
> data_x <- read.csv ("data_x.csv")
# データセットを読み込む
> library (rpart)                        # ライブラリを読み込む
> library (rpart.plot)
> # 木モデル(回帰)を構築する
> Model_tree <- rpart (event~age+sex+factorA+factorB, data=data_x)
> Model_tree                             # 木モデルを要約する

n= 250
node), split, n, deviance, yval
      * denotes terMinal node
 1) root   250  27.156000  0.12400000
   2) age< 79.5   234  19.931620  0.09401709
     4) factorA< 1.5   169  9.408284   0.05917160
       8) age< 71.5   132  4.810606   0.03787879 *
       9) age>=71.5   37  4.324324   0.13513510 *
     5) factorA>=1.5   65  9.784615   0.18461540
      10) age< 69.5   50  4.500000   0.10000000
        20) age>=42.5   43  2.790698   0.06976744 *
        21) age< 42.5   7  1.428571   0.28571430 *
      11) age>=69.5   15  3.733333   0.46666670 *
   3) age>=79.5   16  3.937500   0.56250000 *

> rpart.plot (Model_tree)                          # 木を描く
```

＊9　分類，回帰，および生存ツリーの再帰的分割を行うライブラリ．Therneau T, Atkinson B rpart: Recursive partitioning and regression trees. R package version 4.1-15 2019 (https://CRAN.R-project.org/package=rpart)

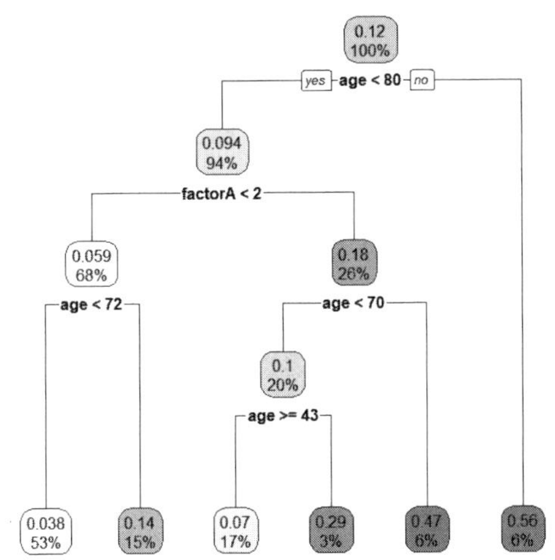

［解説］

アウトカム，event を数値データ（連続量）のまま用いて回帰を行う．

それぞれのノード（node）における分岐の条件（split），含まれる人数（n），分岐基準：デビアンス（deviance），実際に観察されたアウトカムの平均値（yval）が出力される．＊のついた葉（leaf）がそれぞれのクラス（class）のデータの集合を表す．

node: 1)　根（root）にはすべての患者のデータ，n＝250 人（100％）が含まれており，データセット全体でのイベント発生（event: 1）＝31 例なので，yval＝31/250＝0.124．最初の分岐点（node）で，80 歳未満 yes と 80 歳以上 no に分けられている（木モデル図）．

node: 2)　yes（80 歳未満）には n＝234 人（94％）が含まれている．yval は 0.094，したがって，実際に観察されたイベント発生数＝ 234 × 0.094 ≒ 22 人．yes の分枝はさらに，factorA 非保有者（factorA ＜ 2）と，保有者（factorA ≧ 2）に分けられ（木モデル図），その後，再度，age によって繰り返し分岐している［node: 4)〜21)］．

node: 3)　no（80 歳以上）には n＝16 人（6％）が含まれている．yval は 0.56，したがって，実際に観察されたイベント発生数＝16×0.56 ≒ 9 人．

no の分枝は終端の葉が小さくなったため，あらかじめ設定された規則に従い分割が停止している．

rpart.plot()関数により木を描くと6つのリスククラスに分けられていることがわかる．左から，

factorA 非保有＆年齢＜ 72，リスク（yval）：0.038，患者の割合：53%
factorA 非保有＆ 72 ≦年齢＜ 80，リスク：0.14，患者の割合：15%
factorA 保有＆ 43 ≦年齢＜ 70，リスク：0.07，患者の割合：17%
factorA 保有＆年齢＜ 43，リスク：0.29，患者の割合：3%
factorA 保有＆ 70 ≦年齢＜ 80，リスク：0.47，患者の割合：6%
80 ≦年齢，リスク：0.56，患者の割合：6%

2項ロジスティック回帰モデルでは，データセット，data_x 全体に適合するよう構造化されているため，予測因子とアウトカムの発生確率の間の複雑な関係をうまく適合させることができませんでしたが（☞7.3　ロジスティック回帰モデルの性能），局所的に自由に分枝することができる木モデルでは融通の利く形でデータに当てはめられています．しかし，この数値例の場合，年齢による細分化は過剰適合によるものと考えられるため，適切な刈り込みが必要となります．

このモデルにより新たな被験者の予測を行う場合，各クラスのアウトカムの発生リスク（yval）は確率（連続量）で表されますが，ロジスティック回帰モデルと同様，カットオフ値を設定して発生／非発生（2値）の予測に変換することもできます．例えば，カットオフ値を0.5とした場合（yvalの平均値≧ 0.5），80歳以上の場合のみにイベントが発生すると予測されます．

同じデータのeventを因子，すなわち，"0"を“生存”，"1"を“死亡”というカテゴリと見なして木モデルを構築すると分類が行われます．

数値例 7-7

```
> # 木モデル(分類)を構築する
> Model_treef <- rpart(factor(event)~age+sex+factorA+factorB,
+ data=data_x, parms=list(split="information"))
> model_treef

n= 250
node), split, n, loss, yval, (yprob)
      * denotes terminal node
1) root  250  31  0 (0.87600000 0.12400000)
  2) age< 75.5  215  17  0 (0.92093023 0.07906977)*
  3) age>=75.5  35  14   0 (0.60000000 0.40000000)
    6) factorA< 1.5  26  7   0 (0.73076923 0.26923077)*
    7) factorA>=1.5   9  2   1 (0.22222222 0.77777778)*
> rpart.plot (model_treef)
```

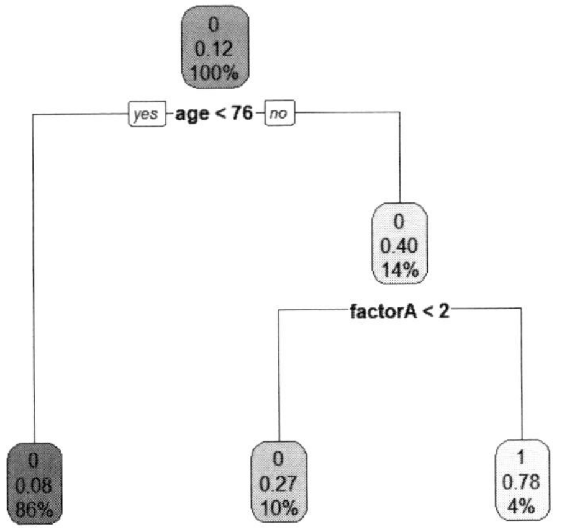

[解説]

アウトカム，event を，factor()関数により因子に変換すると分類が行われる．rpart()関数の引数は，モデルおよびデータセット名以外に，分岐基準のパラメータ：parms の同質性の指標を情報エントロピー（split="information"）と設定*[10]．多数決（majority voting），すなわち，観察されたイベント非発生(0)／発生(1) の優勢な方をアウトカムの発生リスク(yval)として，非発生(0)／発生(1) に投票(vote) し，正しく分類されたかどうかを判定する.

node: 1) root にはすべての患者，n＝250 人が含まれており，データセット全体でのイベント発生 (event: 1) は 31 例なので，イベント非発生 (event: 0) の方が優勢 (多数) である (250－31＝219 例). したがって，アウトカムの発生リスク (yval) を非発生 (0) と分類する. その場合，誤分類の数は，loss＝31 となる. 実際に観察されたイベントの割合 (yprob) は，

イベント非発生 (event＝0) ＝219/250 ＝0.876 [正分類]

イベント発生 (event＝1) ＝31/250 ＝0.124 [誤分類]

最初の分岐点 (node) で，76 歳未満 yes と 76 歳以上 no に分けられている (木モデル図).

node: 2) yes (76 歳未満)：n＝215, loss＝17, yval＝0,

イベント非発生 (event＝0) ＝(215－17)/215 ＝0.92093023 [正分類]

イベント発生 (event＝1) ＝17/215＝0.07906977 [誤分類]

yes の分枝では，あらかじめ設定された値以上に同質性を改善する予測因子がないため分割が停止する.

node: 3) no (76 歳以上)：n＝35, loss＝14, yval＝0,

イベント非発生 (event＝0) ＝ (35－14) /35＝0.6 [正分類]

イベント発生 (event＝1) ＝14/35＝0.4 [誤分類]

no の分枝は，さらに，factorA により，非保有者 (factorA＝1) と保有者 (factorA＝2) に分割され，同様に，正しく分類されたかどうかを判定されている [node: 6), 7)].

このモデルを新たな被験者に適用すると，76 歳以上，かつ，factorA 保有者(2) であれば，イベントが発生 (1)，それ以外は非発生 (0) と予測されます.

＊10 分類木の分岐基準の初期設定はジニ不純度 (split = "gini") となっており，この設定のままでは最初の分枝点 (80 歳未満／80 歳以上) で木の成長が停止する. この場合は，回帰木の場合と同じく，80 歳以上には 16 人が含まれておりイベント発生は 9 人 (☞数値例 7-6).

8 予測モデルはどこへ向かうのか

診断や予後の予測モデル開発の目的は，不確実な状況下で，アウトカムの発生確率を推定し，臨床家の意思決定（clinical decision）を支援して，患者ケアの質を向上させることです．しかし，数多くの予測モデルが開発されているにもかかわらず，実際に日常臨床においてルーティンに使われているモデルはそれほど多くありません．

最終章では，高い予測能力を持ち臨床的に有用な予測モデルを開発するために進化し続けている研究分野を垣間見て，日常臨床で求められる予測モデルとはどのようなものなのか，今後予測モデルはどのような方向に向かうのかを考えてみたいと思います．

8.1 機械学習モデル

機械学習とは

近年，医療分野においても，膨大な量のデータを収集，管理するために人工知能（artificial intelligence, AI）が用いられるようになりました．人工知能（AI）の一種である機械学習（machine learning）とは，コンピュータがデータから反復的に学習し[*1]，そこに潜むルールを見つけ，学習した結果を新たなデータに当てはめることで，ルールに従って再現性のある予測を行う手続き，あるいはコンピュータにそのような処理をさせることを指します．ランダムフォレスト（random forest）や，k 最近傍法（k-nearest neighbor），サポートベクタマシン（support vector machine），ニューラルネットワーク（neural network）などの機械学習アルゴリズムがよく用いられています．

機械学習を用いた予測モデルにおいて標準ツールとなっているアンサンブ

＊1　学習（learning）とは，モデルのパラメータ（☞〈付録 4〉一般化線形モデル）を決定する処理を指す．

ル（ensemble）と呼ばれる技法の特徴は，単一のモデルではなく，多数のモデルを用いて平均をとる，あるいは多数決（majority voting）（☞数値例 7‐7）をとって予測能力を高めていることです．多くのレコード（record），多くの特徴量（feature）を含む巨大な訓練データ（training data）[＊2]を用いる機械学習においては，このアルゴリズムの能力が生かされ，どの予測因子が重要かを自動的に決定し，予測因子間の複雑な関係も発見することができます[＊3]．

ランダムフォレスト

たくさんの木モデル（☞7.4　その他のモデルの当てはめ）を育てて，それらを集めた森林という意味のランダムフォレストでは，このアンサンブルアルゴリズムをさらに発展させたブートストラップ集約（bootstrap aggregating），略してバギング（bagging）という技法が用いられています．

同じデータに対してさまざまなモデルを適合させるかわりに，ブートストラップサンプル（☞6.5　モデルの検証）に対して新モデルをそれぞれ適合させます．構築された木モデルがどれも似たようなものだと平均や多数決をとる意味がないので，データだけでなく，変数（予測因子）のブートストラップサンプリングも行い，木の多様性を確保するのが特徴です．

バギングは以下のように行います．

① 訓練データから M 個のブーストラップサンプルを抽出する．ブートストラップサンプルとして選択されなかった残りのデータは，学習かばんの外に取りおく（out-of-bag）という意味の OOB データと呼び，モデルの性能の評価に利用する．

② 各ブートストラップサンプルにおいて，すべての変数（予測因子）の中から k 個をランダムに選択し木モデルを構築する．

＊2　機械学習では，データはレコード，変数（予測因子）は特徴量と呼ぶ．また，既知のラベル付けされた（アウトカムが測定されている）データを訓練データ，あるいは，教師付きデータ（supervised data）と呼ぶが，本書では従来の方法で作られた予測モデルと比較しやすいように，データや変数などの用語はそのまま用いた．

＊3　Bruce P, Bruce A（著）．黒川利明（訳）．データサイエンスのための統計学入門．オライリー・ジャパン，東京，2018

③ 得られた各木モデルの予測を，分類の場合は多数決で，回帰の場合は平均値を求める．

ランダムフォレストモデルの構築

Rにはいくつかの機械学習モデルのライブラリがあり，ランダムフォレストも含まれています．機械学習モデルの能力を十分生かすためには大規模な訓練データが必要ですが，本書の他のモデルの場合と同様，統計手法の理解を目的として，数値例7-6，および数値例7-7のCARTモデルにも利用したdata_xを訓練データとして用います．木モデルと同様，アウトカムを因子とすると分類が行われ，数値のままで用いると回帰が行われます．

Rの準備

データセット，data_x（☞7.2 ロジスティック回帰モデルの構築），randomForestライブラリ[*4]に含まれるrandomForest()関数を用います．

数値例 8-1

```
> data_x <- read.csv ("data_x.csv")
> library (randomForest)              # ライブラリを読み込む
> #  ランダムフォレストモデル(分類)を構築する ······························ 1)
> rf <- randomForest (factor (event)~age+sex+factorA+factorB,
+ data=data_x)
> rf                                   # モデルの要約

Call:
 randomForest (formula=factor(event)~age+sex+factorA+factorB,
data=data_x)
               Type of random forest: classification
                     Number of trees: 500  ······························ 2)
No. of variables tried at each split: 2 ······························ 3)
```

＊4 分類と回帰のためのランダムフォレストのライブラリ．Liaw A, Wiener M. Classification and regression by randomForest. R News 2002; 2: 18.

```
        OOB estimate of error rate: 10% ··························· 4)
Confusion Matrix: ················································· 5)
     0   1   class.error
0  217   2   0.00913242
1   23   8   0.74193548
```

［解説］

1）　factor()により event を因子としてランダムフォレストモデルを構築し，分類を行う．

2）　初期設定では500回ブートストラップサンプリングを行う（500本の木モデルを構築する）．

3）　各木モデル構築において，age，sex，factorA，および，factorB の中から2変数をランダムに選択してデータを分割する．

4）　OOB データにより評価した誤分類率（OOB estimate of error rate）は10%．

5）　混同行列（confusion matrix）：event の実際の値を行，OOB を用いたモデルの予測値（多数決）を列として，データの個数をまとめたクロステーブル（☞〈付録3〉診断法の有用性の指標）．class.error は，偽陽性率＝1－特異度＝2/(217＋2)＝0.00913242，および，偽陰性率＝1－感度＝23/(23＋8)＝0.74193548 に相当する．つまり，このモデルの特異度＝1－0.00913242＝0.99086758，感度＝1－0.74193548＝0.25806452

ランダムフォレストモデルでは誤分類率（OOB estimate of error rate）を最低にするよう分類されます．混同行列（confusion matrix）をロジスティック回帰モデルのクロステーブル（☞数値例7－2）と比較すると，このモデルでは感度が低く，特異度が高くなっていることがわかります．新たな被験者の予測を行う場合，使用目的に合わせて，臨床的に有用な感度と特異度を持つように調整する必要があります（☞数値例7－3）．

ブラックボックスアルゴリズム

機械学習モデルは概してブラックボックスアルゴリズム（black box algorithm）です．モデルにデータを入力すれば，簡単に予測が出力される，しかし，ユーザーはその間に何が起っているのか理解できない…….ランダムフォレストでは，アウトカムをできるだけ均質なものにすることを目指して分割を繰り返すという単純な木モデルの直感的なアルゴリズムの分かりやすさが失われ，どの変数を使ってデータを分割しているのかブラックボックス化されてしまっています．

多くの臨床医はこのような中身の見えないモデルに疑いを持っており，脅威と感じている医師もいます．モデルの開発者が主張する利点；機械学習モデルは臨床医の意思決定を支援できる，これまでよりも高いレベルで診断するのを助けることができる，若いスタッフのトレーニングを行うこともできる，患者に対するケアの質を向上させられる，医療のコストが抑えられる，過剰治療が削減される，etc. は，エンドユーザーである臨床医にはそれほど当たり前とは見えないことがよくあります．

ランダムフォレストなどの機械学習モデルによる予測が広く受け入れられるには，モデル開発者と臨床家との間での十分なコミュニケーションが不可欠です（☞コラム　説明可能な AI）．

8.2 電子健康記録への統合

臨床意思決定支援システム（CDSS）

例えば薬剤や検査をオーダーする際に，深刻な薬物アレルギーなどの重要な情報を多忙な医師が見逃さないように，ポップアップアラート（pop-up alert）で警告するリマインダーシステム（remider system）などの臨床意思決定支援システム（clinical decision support system, CDSS）が電子カルテ内に統合されるようになってきました．1つか2つのデータ（例，患者の年齢や性別）からアラートを発する比較的単純な CDSS を実装している施

コラム　説明可能な AI

AI／機械学習（特にディープラーニングなどのニューラルネットワーク）によって作成されるモデルの中身は，仕組みの性質上，基本的に解釈が難しいため，一般に，「中身はブラックボックス（入力に応じて，内部でどのような仕掛けが働き，何が出力されるのか不明）」とされています．しかし社会で実際に利用するには，中身が説明できないものは安心して使えないという懸念があるため，機械学習モデルを脱ブラックボックス化する社会的なニーズが高まってきています．

近年，説明可能な AI（explainable AI, XAI）の実現を目指す研究が行われるようになってきました．XAI とは，予測や推定のプロセスが人間によって説明可能になっている機械学習のモデル，あるいはその技術や研究分野のことを指す用語です．米国国防総省による研究プロジェクトが発端で，社会的に広く使われるようになりました．類義語として，解釈可能な AI（interpretability AI）という用語もあります．

モデル内部で実行されるプロセスの各ステップを可視化して，どの入力変数がどのような出力結果（予測，推定）に最も寄与するかを明示して説明しやすくする，具体的には，モデルをエンドユーザーにとって理解可能で有用な説明ダイアログに変換できる最先端のヒューマンコンピュータインターフェース技術を用いることによって，モデルの理論的根拠を説明し，長所と短所を特徴付け，将来どのように動作するかについて伝える機能を持つ説明可能なモデルを生成するためのさまざまな手法や技術が考案されています．

米国国防高等研究計画局（Defense Advanced Research Projects Agency, DARPA）が主導する説明可能な AI プログラムでは，次のような目標を掲げられています[*5]．

- 高レベルの学習パフォーマンス（予測精度）を維持しながら，より説明可能なモデルを作成する．
- 人間のユーザーが，新世代の AI パートナーを理解し，信頼し，効果的に管理できるようにする．

＊5　Defense Advanced Research Projects Agency, DARPA（https://www.darpa.mil/program/explainable-artificial-intelligence）

設は年々増加してきています．しかし，複数の因子からアウトカムを予測する複雑なモデルを用いて診断や治療法を提案することのできるCDSSは，臨床現場でのワークフローにどのように組み込むかを模索している段階で，未だ日常臨床には浸透していません．

電子健康記録（EHR）

医療分野における情報通信技術（ICT）の活用が進む中で，CDSSのプラットフォームとして，個人の医療データをまとめた電子健康記録（electronic health record, EHR）が注目されています．よく似た名前の電子

文献例 8－1

電子健康記録に統合された予測モデル（有効例）

十分に検証されているにもかかわらず活用されていない２つの診断予測モデルを商用電子健康記録（EHR）に実装し，それを利用することにより，不適切な抗生物質や，不必要な連鎖球菌検査のオーダーが減少するかどうかを調べるランダム化臨床試験が行われました．

肺炎に対するHeckerlingらのモデルでは発熱，頻脈，ラ音，呼吸音の減少，喘息の欠如の５因子を使用して細菌性肺炎の確率を推定します．また，連鎖球菌性咽頭炎に対するWalshらのモデルでは発熱，リンパ節腫脹，扁桃滲出液，連鎖球菌曝露，最近の咳の５因子を使用して連鎖球菌咽頭炎の確率を推定します．患者の担当医がEHRに埋め込まれたリスク計算機に必要な情報を入力すると，バンドル化されたオーダーセットが生成されます[*6]．

これらの診断予測モデルを用いてリアルタイムでリスク計算を行い，医師が適切な行動を取ることをサポートすることにより，抗生物質や連鎖球菌検査のオーダーが著しく減少し，特に広域キノロンのオーダーが50％減少することが示されました[*7]．

＊6 Mann DM, Kannry JL, et al. Rationale, design, and implementation protocol of an electronic health record integrated clinical prediction rule（iCPR）randomized trial in primary care. Implement Sci 2011; 6: 109

＊7 McGinn TG, McCullagh L, et al. Efficacy of an evidence-based clinical decision support in primary care practices: a randomized clinical trial. JAMA Intern Med 2013; 173: 1584

文献例 8－2

電子健康記録に統合された予測モデル（無効例）

わずかな発見の遅れが死亡率の増加に繋がるにもかかわらず，タイムリーな認識が難しいとされる敗血症発生の可能性を，電子健康記録（EHR）の臨床データを活用して，臨床医に警告する敗血症アラートの実装とその効果を調べるランダム化臨床試験が行われました．

患者ケアの一部として収集された臨床データから，感染が疑われる１つ以上の指標（例，血液培養のオーダー），臓器機能障害の１つ以上の指標（例，乳酸値≧ 3mmol/L），および全身性炎症反応症候群の３つ以上の指標（例，クレアチニン＞ 2mg/dL，収縮期血圧＜ 90mmHg，白血球数＞ 12K/μL または＜ 4K/μL）が同時発生した時に重症敗血症アラートが発信されます．

この研究のエンドポイントは，アラート後３時間以内に新たに抗生物質のオーダーを受けた患者の割合，30 日以内の病院死亡率，72 時間以上の ICU 滞在率，アラートから 48 時間以内の ICU への移送率，および，少なくとも 30mL/kg の静脈内輸液を受けた患者の割合です．いずれの指標も，アラートを受けずに通常のケアを行った対照群と比較して統計的な有意差はありませんでした[＊8]．

医療記録（electronic medical record, EMR），いわゆる電子カルテは，特定の医療機関内部でのみ運用する前提で設計されているのに対して，EHR は，すべての医療機関で情報を共有するという前提でシステムが構築されているものを指します．しかし，日本の臨床現場では EMR と EHR を区別せずに使っている場合もあります．

EHR にはコード化された人口統計，診断，治療などに関するビッグデータ（big data）が記録されており，将来の CDSS の基礎を提供します．診療施設が使用する EHR を臨床のワークフローに組み込むことにより，十分に活用されていなかった予測モデルの利用を促進できる可能性があります．

＊8　Downing NL, Rolnick J, et al. Electronic health record-based clinical decision support alert for severe sepsis: a randomised evaluation. BMJ Qual Saf　2019; 28: 762

CDSSに対する不信や不満

電子健康記録（EHR）に統合された予測モデルの有効性に関して，文献例8－1および文献例8－2に見られるように，研究ごとに大きく異なる結果が報告されています．1,203,053人の患者，10,790人の医療提供者が関与する122件の研究を含むメタアナリシスにおいても，いくつかの統合された臨床エンドポイントの小さな改善が見られるものの，研究間の大きな不均一性が報告されており，その理由はほとんど不明のままです[*9]．

臨床意思決定支援（CDSS）としての予測モデルを開発および実装する際には，臨床現場ごとに，人とコンピュータインターフェース（computer interface）の相性や，ワークフローにおけるコミュニケーション，施設内外からの規制など，個々の事情や要因の複雑な相互作用を事前に調査することが求められるだけでなく，医療従事者にアラート疲労（alert fatigue）を起こさせないようにきめ細やかな配慮が必要となります．エンドポイントにわずかな改善が見られたとしても，それだけではCDSSに対する不信や不満を解消することはできません．

8.3　ベッドサイドモデル化

主観的評価スケールへの回帰？

本来，予測モデルとは，個々の患者のパーソナライズされたエビデンスに基づく治療を行うために，**その人**のデータから**その人**のリスク（特定の病態の有無や予後）を推定するモデルです．しかし，臨床医にとって使いにくい，覚えにくい，時間がかかり過ぎると感じさせてしまっている予測モデルが多くを占めています．確率の計算にはコンピュータや関数電卓が必要であり，確率は0～1（または，0～100％）の連続量で表されるため日常臨床には馴

＊9　Kwan JL, Lo L, et al. Computerised clinical decision support systems and absolute improvements in care: meta-analysis of controlled clinical trials. BMJ 2020; 370: m3216

染まないことが主な理由です.

臨床医の本音に対して十分な説得材料が見当たらない現状において，これまでに述べた進化の方向とは逆に，開発されたモデルの多くはベッドサイドモデル（bedside model）と呼ばれる簡略版に変換されています．モデルが予測する確率を何らかの方法で複数のカットオフ値を設定して数段階のリスクグループに分類します．ただし，どのようにリスクグループを規定するのか，あるいは，いくつの段階に分けるかについては論理的根拠や一致した見解はありません．すなわち，カットオフ値の設定は経験的な判断にゆだねられています（文献例 8－3).

日常臨床での使い勝手の良さが得られるように変換されたベッドサイドモデルでは，簡略化された分だけ情報が失われます．つまり，ある範囲の確率

文献例 8－3

ベッドサイドモデル：PSI

市中肺炎重症度判定ツール，pneumonia severity index（PSI）は，患者の身体所見や検査データから市中肺炎の重症度を分類する予後予測モデルです．市中肺炎とは，病院などの医療施設以外で日常生活をしていた人に発症した肺炎です．比較的若い，あるいは普段は健康な患者では予後は良好ですが，高齢者や基礎疾患を持つ患者の多くは重篤化したり致死的であったりします．外来治療か，入院かといった治療戦略を立てる上で，市中肺炎の重症度の評価は極めて重要です.

PSI は，米国の 23 州，78 病院の患者情報が含まれているデータベースを利用し，1989 年に市中肺炎で入院した成人患者 14,199 人（MedisGroups コホート）を対象として開発されました[*10].

以下の手順で，電卓での計算が可能なベッドサイドモデル化が行われています.

① 病院での「死亡確率」を予測する2項ロジスティック回帰モデルを構築

2 項ロジスティック回帰モデルのアウトカムは，入院後 30 日以内の病院での死亡．2 値カテゴリデータ（生存／死亡）として収集されている．予測因子は，初診時の問診や身体所見，検査データ（入院 1 日目または 2 日目の最も異常な値を用い，年齢以外のすべての予測因子を 2 値カテゴリデータに変換）など合計 20 項目.

② 予測死亡確率を「合計スコア」に変換

2項ロジスティック回帰モデルの回帰係数を，以下の手順で整数に変換して合計スコアを求める．

i．すべての予測因子の回帰係数を年齢の回帰係数で割る．

ii．最も近い10の倍数に四捨五入して，その因子のスコア（重み）とする．

iii．年齢，性別(男性：0，女性：−10)以外の因子（身体所見や検査データ）はすべて2値変数（異常なし：0，あり：1）に変換されており，単純に，異常あり(1)の因子のスコアを合計すれば，各患者の合計スコアが得られる．［例，85歳の男性，特別養護老人ホーム居住（スコア：10），脈拍130 beats/min（スコア：10），BUN 32 mg/dL（スコア：20），それ以外は異常なしの場合：合計スコア＝85＋10＋10＋20＝125］

③ 合計スコアを「重症度」クラスに分類

PSIは，医師による診断に近くなるように，2段階に分けて市中肺炎の重症度判定が行われる．まず，初診時の問診や身体所見の情報のみから，重症度がもっとも低い患者のサブグループ（クラスI）を特定する．クラスI以外の患者をクラスII～Vに重症度分類するために，実際に観察された累積死亡率を元にして，経験的判断により，各クラスの合計スコアのカットオフ値を設定する．

具体的には，まず，クラスI以外の患者を合計スコアの小さい順に並べ，クラスIIの観察累積死亡率が1％（0.01）未満となるように区切り，クラスIIに含まれる患者の最も高い合計スコア（この文献例では70）をカットオフ値に設定．同様に，観察累積死亡率の範囲を決めてカットオフ値を設定し，残りの患者を以下のようにクラスIII～Vに分類．

観察累積死亡率	合計スコア	重症度クラス
(0.4%)		I
＜1%	≦70	II
1～4%	71～90	III
4～10%	91～130	IV
≧10%	＞130	V

			合計スコア	治療場所
Age	男性 70 歳以上，女性 75 歳以上	＋1	0	外来（在宅）
Dehydration	BUN 21mg/dL 以上，または脱水あり	＋1	1 or 2	外来または入院
Respiration	SpO_2 90％以下（PaO_2 60Torr 以下）	＋1	3	入院
Orientation	意識障害あり	＋1	4 or 5	ICU
Pressure	血圧（収縮期）90mmHg 以下	＋1		

図 8－1　市中肺炎重症度分類（A-DROP システム）

を持つ患者はすべて同じリスクを持つと評価されます．これは従来の主観的・経験的評価スケールと同様の使い方をしていることになります．

さらに簡略化された予測モデル

PSI は最もよく研究されている市中肺炎重症度判定ツールですが，多くの臨床検査を必要とするため，臨床現場ではより簡便な予測モデルが用いられています．PSI を元に作られ，英国で使用されている CURB-65 や，日本呼吸器学会が推奨している A-DROP（図 8－1）などでは，予測因子は 5 つしかなく，すべて 2 値化（0／1）し，同じ重み（1）を与えているため，個人が保有するリスク因子の数を数えるだけで重症度を判定できます[*11]．

これらのツールは，外来で治療できる軽症患者を抽出するのに有用であるとされており，不必要な入院の減少に繋がっています．

＊10　Fine MJ, Auble TE, et al. A prediction rule to identify low-risk patients with community acquired pneumonia. N Engl J Med 1997; 336: 243

＊11　日本呼吸器学会呼吸器感染症に関するガイドライン作成委員会．成人市中肺炎診療ガイドライン，日本呼吸器学会，東京，2007

8.4 TRIPOD 声明

現在，さまざまな臨床ガイドラインにおいて予測モデルの使用が推奨されるようになってきており，幅広い臨床分野で多くの予測モデルが発表されています．特定の疾患において競合する予測モデルが多数乱造されている現状もまた，臨床医による利用を阻む原因となっていることが危惧されています．

例えば，頭部外傷後のアウトカムを予測するモデルが 100 以上，前立腺がんについては 100 以上，乳がんの予後については 60 以上，糖尿病診断後の心血管イベントについては 45，2 型糖尿病の有病や発症については 40 以上，心臓手術後の集中治療室在室日数の延長については 20 ものモデルが存在する，混沌とした状態にあります[*12]．

エンドユーザーとして予測モデルを利用しようとする臨床家を支援するには，報告の質を高めなければならないと考える医療や方法論の専門家，医学雑誌の編集者らのグループにより，予測モデル開発や検証，更新，拡張などに関する研究を発表する際のガイドライン，Transparent Reporting of a multivariable prediction model for Individual Prognosis Or Diagnosis（TRIPOD）声明が作成されています．

また，論文の編集プロセスと予測モデル研究の読者の理解を容易にするための 22 項目からなるチェックリスト（図 8－2）を投稿論文に添付することが推奨されています[*13]．チェックリストの項目ごとに，優れた報告例や有用な参考文献を提供する詳細な TRIPOD 声明の解説[*12]やその邦訳[*14]も作成されています．

＊12　Moons KG, Altman DG, et al. Transparent reporting of a multivariable prediction model for individual prognosis or diagnosis (TRIPOD): explanation and elaboration. Ann Intern Med 2015; 162: W1

＊13　Collins GS, Reitsma JB, et al. Transparent reporting of a multivariable prediction model for individual prognosis or diagnosis (TRIPOD): the TRIPOD statement. BMJ 2015; 350: g7594

＊14　個別の予後や診断に関する多変量予測モデルの透明性ある報告（TRIPOD）のための声明：解説と詳細（https://www.tripod-statement.org/translation/）

予測モデルの開発に携わるすべての研究者は,「予測モデルを解釈し利用できるようにするには完全で透明性のある報告が不可欠である. 研究の強みと弱みを明らかにすることによって, 現存する予測モデルとの比較を行い, 今後の予測モデルの土台とすることができる」という TRIPOD 声明の趣旨を理解し, 臨床家による批判的吟味が可能になるような報告を心掛ける必要があります.

Section/Topic	Item	Checklist Item	Page
Title and abstract			
Title	1	Identify the study as developing and/or validating a multivariable prediction model, the target population, and the outcome to be predicted.	
Abstract	2	Provide a summary of objectives, study design, setting, participants, sample size, predictors, outcome, statistical analysis, results, and conclusions.	
Introduction			
Background and objectives	3a	Explain the medical context (including whether diagnostic or prognostic) and rationale for developing or validating the multivariable prediction model, including references to existing models.	
	3b	Specify the objectives, including whether the study describes the development or validation of the model or both.	
Methods			
Source of data	4a	Describe the study design or source of data (e.g., randomized trial, cohort, or registry data), separately for the development and validation data sets, if applicable.	
	4b	Specify the key study dates, including start of accrual; end of accrual; and, if applicable, end of follow-up.	
Participants	5a	Specify key elements of the study setting (e.g., primary care, secondary care, general population) including number and location of centres.	
	5b	Describe eligibility criteria for participants.	
	5c	Give details of treatments received, if relevant.	
Outcome	6a	Clearly define the outcome that is predicted by the prediction model, including how and when assessed.	
	6b	Report any actions to blind assessment of the outcome to be predicted.	
Predictors	7a	Clearly define all predictors used in developing or validating the multivariable prediction model, including how and when they were measured.	
	7b	Report any actions to blind assessment of predictors for the outcome and other predictors.	
Sample size	8	Explain how the study size was arrived at.	
Missing data	9	Describe how missing data were handled (e.g., complete-case analysis, single imputation, multiple imputation) with details of any imputation method.	
Statistical analysis methods	10a	Describe how predictors were handled in the analyses.	
	10b	Specify type of model, all model-building procedures (including any predictor selection) , and method for internal validation.	
	10d	Specify all measures used to assess model performance and, if relevant, to compare multiple models.	
Risk groups	11	Provide details on how risk groups were created, if done.	

図 8-2　TRIPOD 声明チェックリスト*[15]

Results			
Participants	13a	Describe the flow of participants through the study, including the number of participants with and without the outcome and, if applicable, a summary of the follow-up time. A diagram may be helpful.	
	13b	Describe the characteristics of the participants (basic demographics, clinical features, available predictors), including the number of participants with missing data for predictors and outcome.	
Model development	14a	Specify the number of participants and outcome events in each analysis.	
	14b	If done, report the unadjusted association between each candidate predictor and outcome.	
Model specification	15a	Present the full prediction model to allow predictions for individuals (i.e., all regression coefficients, and model intercept or baseline survival at a given time point).	
	15b	Explain how to the use the prediction model.	
Model performance	16	Report performance measures (with CIs) for the prediction model.	
Discussion			
Limitations	18	Discuss any limitations of the study (such as nonrepresentative sample, few events per predictor, missing data).	
Interpretation	19b	Give an overall interpretation of the results, considering objectives, limitations, and results from similar studies, and other relevant evidence.	
Implications	20	Discuss the potential clinical use of the model and implications for future research.	
Other information			
Supplementary information	21	Provide information about the availability of supplementary resources, such as study protocol, Web calculator, and data sets.	
Funding	22	Give the source of funding and the role of the funders for the present study.	

We recommend using the TRIPOD Checklist in conjunction with the TRIPOD Explanation and Elaboration document.

図8-2 つづき

＊15 TRIPOD声明チェックリスト（https://www.tripod-statement.org/wp-content/uploads/2020/01/Tripod-Checlist-Prediction-Model-Development.pdf）

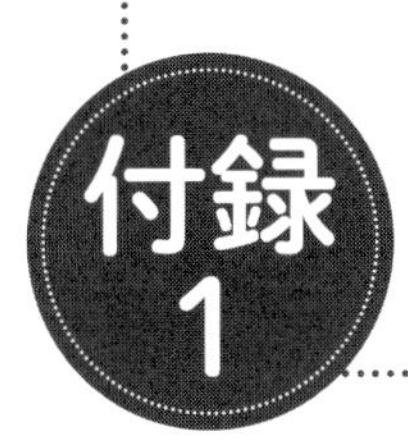

Rの使い方

[1] Rのインストール

自分のパソコンでRを使えるようにするために，まず，CRANサイト*1からRをダウンロードする．

① RのWebサイト

パソコンのOSがWindowsの場合，Download R for Windowsをクリックしてインストーラーをダウンロードし，指示に従ってインストーラーを起動して，Rをインストールする（以下の説明はWindows 10を想定している．Windows 7やMac OS Xでも同様に操作できるが，画面などが多少異なっていることがある）．

https://cran.r-project.org

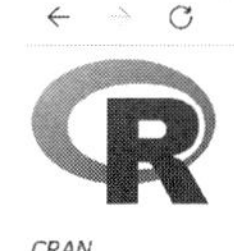

CRAN
Mirrors
What's new?
Task Views
Search

About R

The Comprehensive R Archive Network

Download and Install R

Precompiled binary distributions of the base system and contributed packages, **Windows and Mac** users most likely want one of these versions of R:

- Download R for Linux (Debian, Fedora/Redhat, Ubuntu)
- Download R for macOS
- Download R for Windows

R is part of many Linux distributions, you should check with your Linux package management system in addition to the link above.

＊1 CRAN（Comprehensive R Archive Network）は，R本体や各種パッケージをダウンロードするためのWebサイト．全世界にミラーサイトが存在する．（https://cran.r-project.org/）

② R Console

Rを起動させると以下のような，メニューバーのついたR Consoleという画面が現れる．R Consoleの">"の後にプログラムを書く．Rではプログラムのことをスクリプト（script）と呼ぶ．

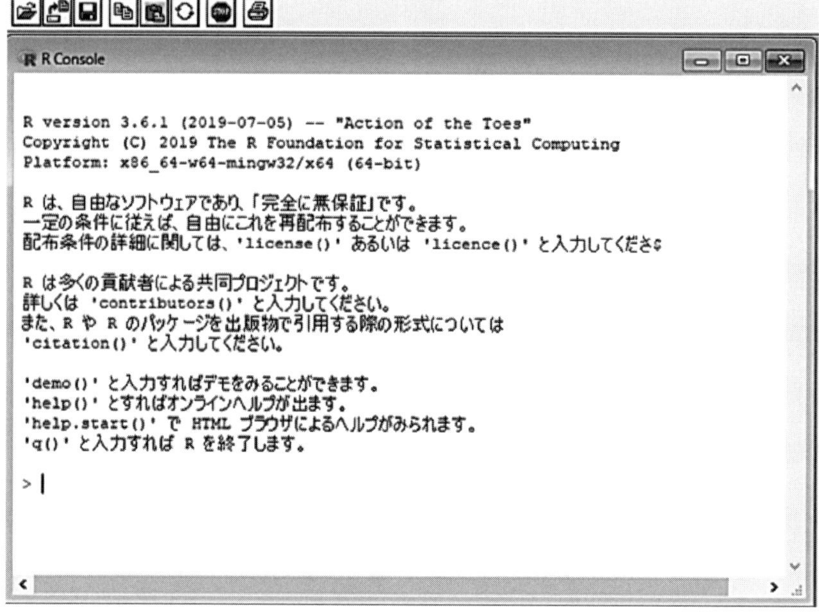

[2]　パッケージのインストール

平均値：mean() や，相関：cor() などの基本的な関数は，R をダウンロードした際に実装されるのですぐ使えるが，その他の関数やデータは機能別に分類してパッケージ（ライブラリ）という形にまとめられている．必要に応じて，特定のライブラリを個別にダウンロードする．

① R Console のメニューを用いて，パッケージをダウンロードするサイトを指定するには，［パッケージ］→［CRAN ミラーサイトの設定］．

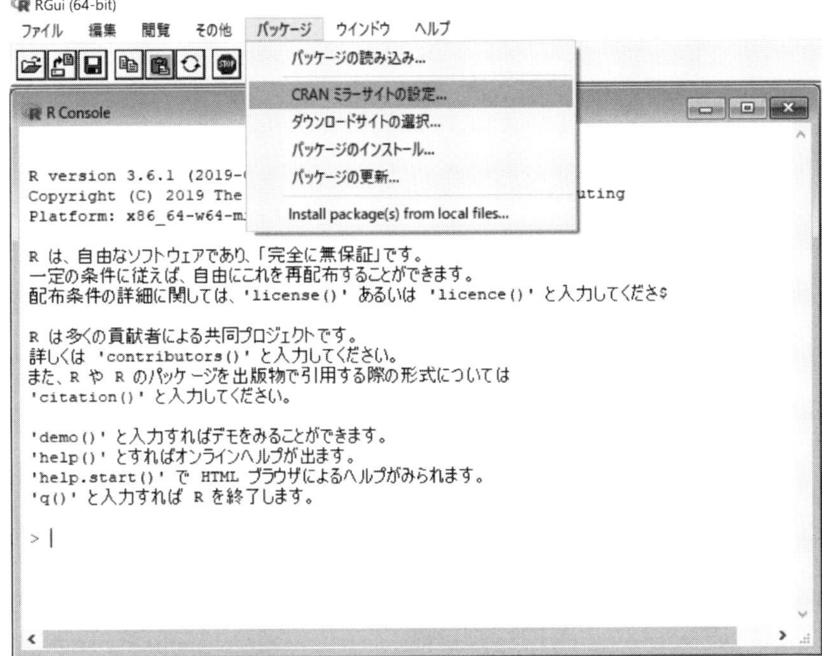

②　ミラーサイト一覧から日本のサイトのどれか1つを選択して OK をクリック.

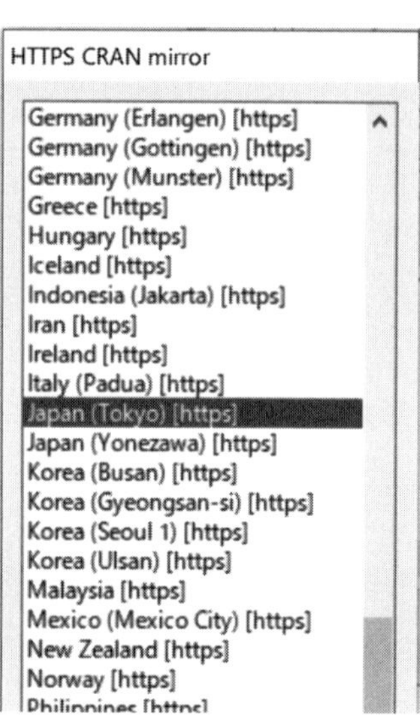

③　パッケージをインストールするには,［パッケージ］→［パッケージのインストール］.

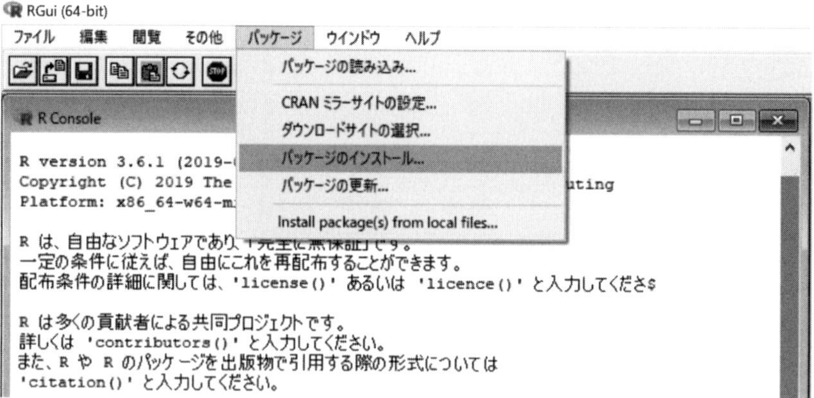

④ インストールしたいパッケージを選択して OK をクリック.

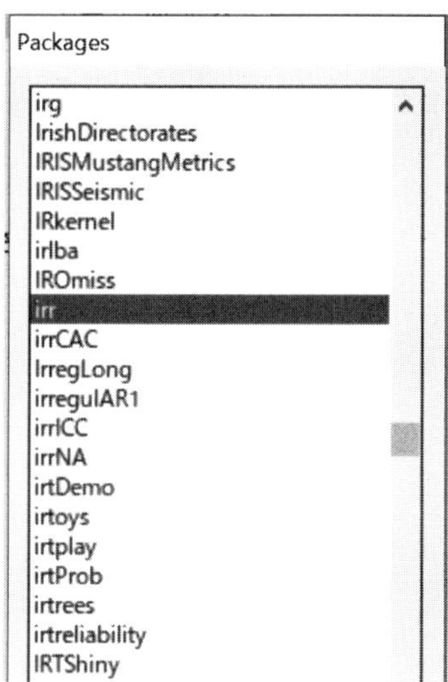

⑤　インストール済のパッケージを利用する時には，［パッケージ］→［パッケージの読み込み］．すでにダウンロードされているパッケージのリストの中から，必要なパッケージを選択して OK をクリック．

メニューを使わず，R Console の ">" の後に，library（irr）と入力しても同じ操作ができる．

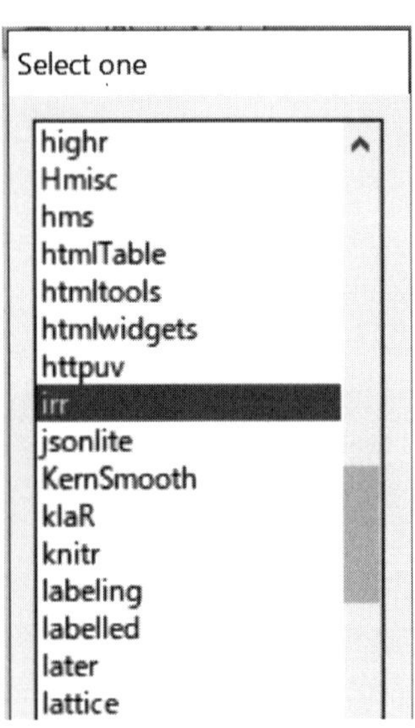

[3] 作業ディレクトリの確認と変更

ファイルからデータやスクリプトを読み込んだり，ファイルにデータを書き出したりするには，作業ディレクトリ（R での作業を行う場所）を設定する必要がある．

① 現在の作業ディレクトリを確認し，変更するには［ファイル］→［ディレクトリの変更］．

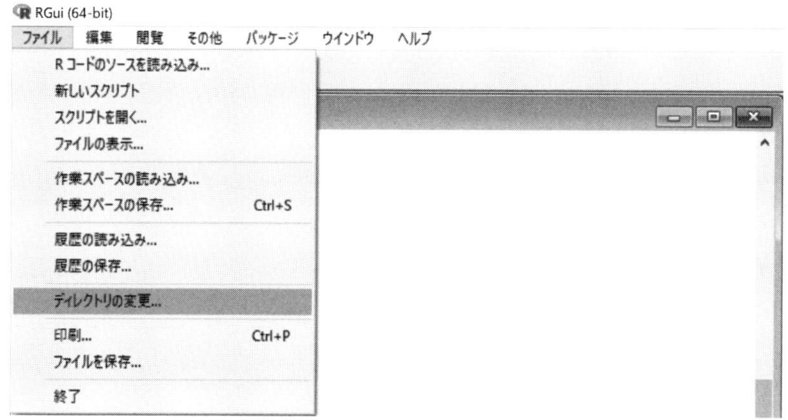

② ［フォルダの参照］の中から，利用したいファイルが保存されているフォルダを選択して OK をクリック．

メニューを使わず，R Console に直接，作業ディレクトリを入力するには，

> setwd ("C:/Users/ ユーザー名 / Documents")

（例， Documents フォルダに利用したいファイルが保存されている場合．「ユーザー名」には，使用するパソコンに設定されているユーザー名を入力する）

[4]　スクリプトの入力と結果の出力

R Console の ">" の後に，直接，1行ずつスクリプトを入力して実行することもできるが，Rエディタを利用すると編集作業などが便利である．

①　Rエディタを利用するには，［ファイル］→［新しいスクリプト］．

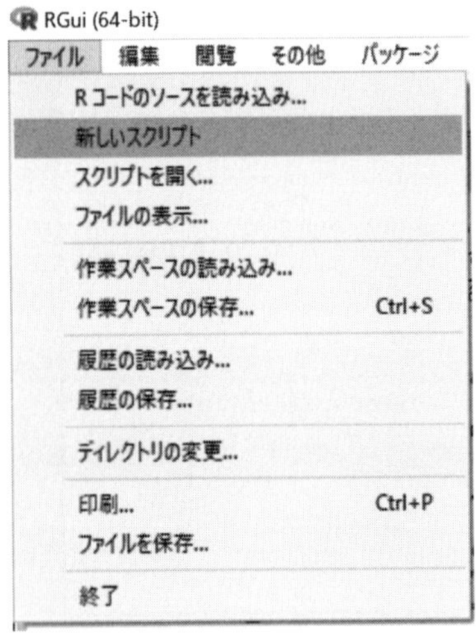

②「無題－Rエディタ」が現れる．例えば，数値例4－2のスクリプトは以下のように入力する．

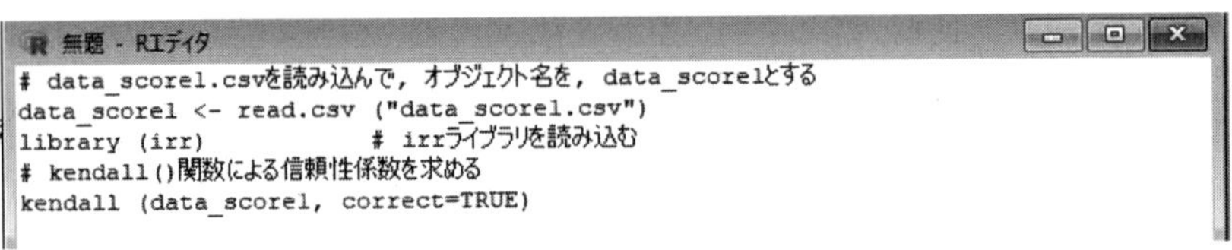


```
# data_score1.csvを読み込んで，オブジェクト名を，data_score1とする
data_score1 <- read.csv ("data_score1.csv")
library (irr)            # irrライブラリを読み込む
# kendall()関数による信頼性係数を求める
kendall (data_score1, correct=TRUE)
```

③　スクリプトをまとめて実行するには，［編集］→［全て実行］.

［編集］→［カーソル行または選択中のRコードを実行］により，1行ずつ実行することもできる.

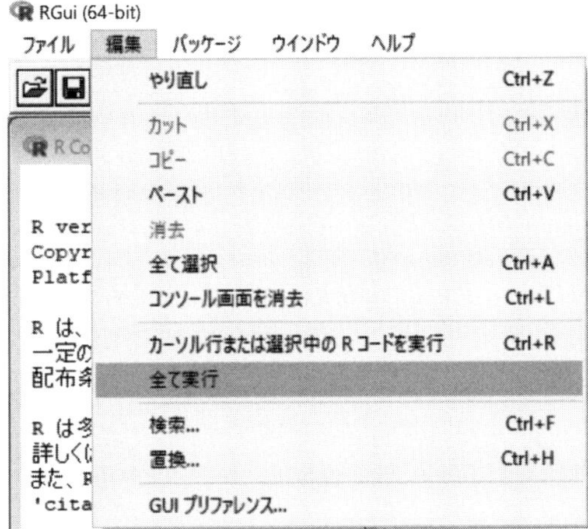

④　R Console に，スクリプト（冒頭に ">"，赤字で表示）と，解析結果（">" なし，青字で表示）が出力される.

```
> # data_score1.csvを読み込んで，オブジェクト名を，data_score1とする
> data_score1 <- read.csv ("data_score1.csv")
> library (irr)            # irrライブラリを読み込む
> # kendall()関数による信頼性係数を求める
> kendall (data_score1, correct=TRUE)
 Kendall's coefficient of concordance Wt

 Subjects = 10
   Raters = 3
       Wt = 0.921

 Chisq(9) = 24.9
  p-value = 0.00312
>
```

[5]　スクリプトの保存と読み込み

Rエディタに書いたスクリプトを保存しておくと，後で利用することができる．

①　スクリプトを保存するには［ファイル］→［別名で保存］．R形式（.R）で保存される．

RGui (64-bit)
ファイル　編集　パッケージ　ウインドウ
新しいスクリプト　Ctrl+N
スクリプトを開く...　Ctrl+O
保存　Ctrl+S
別名で保存...
印刷...　Ctrl+P
スクリプトを閉じる

②　保存したファイルを利用するには，作業ディレクトリの確認と変更を行った後，［ファイル］→［スクリプトを開く］．Rエディタにスクリプトが読み込まれる．

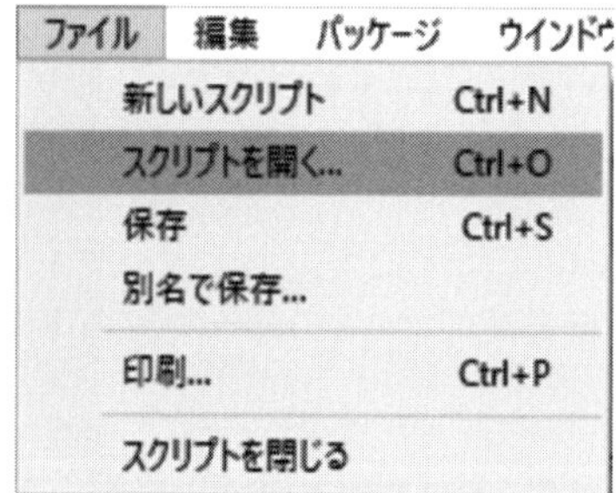

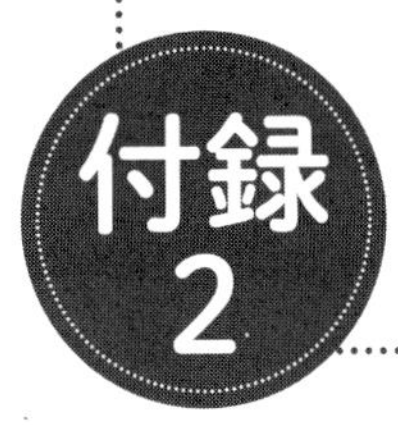

付録2 分散分析と級内相関係数の関係

分散分析とは

評価スケールの信頼性の指標として用いられる級内相関係数（intraclass correlation coefficient, ICC）は分散分析（analysis of variance, ANOVA）の結果を利用して計算されています．

分散分析では，研究目的としてとりあげた要因を因子（factor），因子をいくつかの条件で分けたものを水準（level）と呼びます．分散分析の原理を理解するには，何らかの測定記録紙上でノイズに埋もれている小さな信号を読み取ることを想像するとよいでしょう．

図 付2-1は，3つの薬剤の効果を示す値（x）(例，生化学検査値）を比較した研究の例です．「因子」は薬剤投与，「水準」は投与された薬剤の種類（薬剤1，薬剤2，薬剤3）です．因子による変動（薬剤による効果の違い）があれば，xが，それぞれの水準の平均値，$\bar{X}_i$の周りで3つのかたまりとなって上昇したり下降したりしている状態が判別できますが，因子による変動がなければ，全体の平均値，Mの周りでノイズのように一様に続いて見えるでしょう．

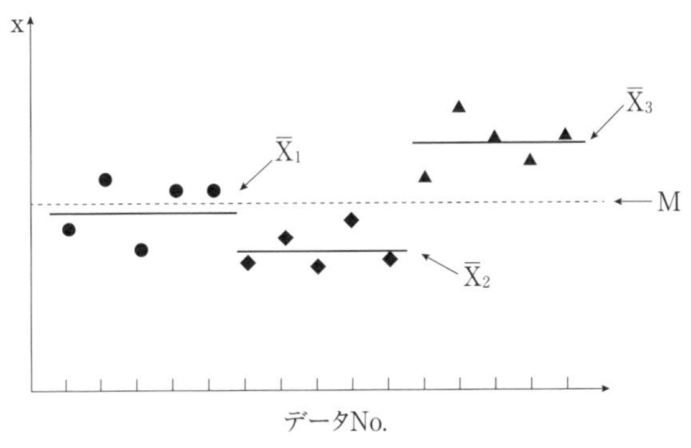

図 付2-1　データの変動

分散分析の手順

分散分析は，データ全体の変動を，研究目的としてとりあげた因子による変動部分と，個体差などの誤差による変動部分に分解するところから始めます[*1].

データ全体の変動（ t ）＝

因子による変動部分（ a ）＋誤差による変動部分（ e ）…（付２－１）式

①　データの変動の指標：偏差平方和（SS）を求める

データの変動とは，平均値の周りの各データ点の散らばり具合を数値で表したものです．平均値から各データ点の偏差（deviation）は正にも負にもなり，すべて足し合わせると必ず０になってしまいます．そこで，すべての偏差を２乗してから足し合わせます．これが偏差平方和（sum of squares, SS）です．

②　自由度（df）を求める

因子による変動が誤差による変動の大きさに比べて，偶然では起りえないほど大きいかどうかを比較しなければなりませんが，偏差平方和（SS）はデータ数が多いほど大きくなるので自由度（degree of freedom, df）で割って，１自由度あたりの変動を比較します．

③　分散（Ｖ）を求める

誤差および因子の偏差平方和（SS）を，それぞれの自由度（df）で割って平均平方和（mean square, MS）を求めます．機器測定による検査値などをデータとする通常の分散分析では，MS は分散（variance, V）と同じです．

④　分散比（Ｆ）を求める

因子による変動（本物の信号）と，誤差による変動（ノイズ）の大きさを，分散比（F Ratio）で表して比較します．

⑤　Ｐ値を求める

分散比がどの程度なら因子による有意な変動があると言えるかは，自由度

＊１　奥田千恵子．親切な医療統計学（改訂２版），金芳堂，京都，2019

に依存します．F分布（F distribution）を表す関数用いて，分散比（F 値）に対応するP値を求めます．

分散分析表

計算の結果は分散分析表（ANOVA table）に要約します．因子が1つだけの1元配置分散分析（oneway ANOVA）の場合は，**表 付2-1**のようになります．

表 付2-1　1元配置分散分析表

	①偏差平方和	②自由度	③平均平方和	④分散比	⑤P
因子	SS_{pat}	df_{pat}	MS_{pat}	MS_{pat}/MS_{err}	P_{pat}
誤差	SS_{err}	df_{err}	MS_{err}		
全体	SS_{tot}	df_{tot}	MS_{tot}		

Rを利用して分散分析を行うには

データセット，data_score1(☞4.1　信頼性［3］信頼性係数の計算）を変形した，data_score1_t を読み込みます．R の aov()関数により分散分析表を出力することができます．

表 付2-2　データセット，data_score1_t

	評価者(obs)	被験者(pat)	スコア(score)
1	r1	1	6
2	r2	1	7
3	r3	1	8
4	r1	2	2
5	r2	2	5
6	r3	2	6
‥	‥‥	‥‥	‥‥

数値例 付 2-1

```
> data_score1_t <- read.csv ("data_score1_t.csv")
> a1<- aov (score~factor(pat), data=data_score1_t)  # 1元配置分散分析を行う
> summary (a1)
              Df    Sum Sq   Mean Sq  F value    Pr(>F) …… 1)
factor(pat)   9     123.20   13.689   8.928   2.69e-05 ***
Residuals     20     30.67    1.533
---
Signif. codes:  0 '***' 0.001 '**' 0.01 '*' 0.05 '.' 0.1 ' ' 1
> # 2元配置分散分析を行う
> a2<-aov (score~factor(pat)+factor(obs),data=data_score1_t)
> summary (a2)
              Df    Sum Sq   Mean Sq  F value   Pr(>F)    … 2)
factor(pat)   9     123.20   13.689   23.25   3.85e-08 ***
factor(obs)   2      20.07   10.033   17.04   7.04e-05 ***
Residuals     18     10.60    0.589
---
Signif. codes:  0 '***' 0.001 '**' 0.01 '*' 0.05 '.' 0.1 '
```

［解説］

1）１元配置分散分析の結果を表 付２-１に当てはめると以下のようになる．偏差平方和および自由度には加法性がある（$SS_{pat}+SS_{err}=SS_{tot}$，$df_{pat}+df_{err}=df_{tot}$）．

表 付２-３　１元配置分散分析表

	偏差平方和 (Sum Sq)	自由度 (Df)	平均平方和 (Mean Sq)	分散比 (F value)	P値 Pr (>F)
因子（被験者：pat）	123.20	9	13.689	8.928	0.0000269
誤差（err）	30.67	20	1.533		
全体（tot）	153.87	29			

EZRのメニュー操作

［統計解析］⇒［連続変数の解析］⇒［3群以上の間の平均値の比較（一

元配置分散分析 one-way ANOVA)]

2) 2元配置分散分析の結果も同様（$SS_{pat}+SS_{err}+SS_{obs}+SS_{tot}$, $df_{pat}+df_{err}+df_{obs}=df_{tot}$）.

表 付2-4 2元配置分散分析表

	偏差平方和 (Sum Sq)	自由度 (Df)	平均平方和 (Mean Sq)	分散比 (F value)	P値 Pr (>F)
因子（被験者：pat）	123.20	9	13.689	23.25	0.0000000385
因子（評価者：obs）	20.07	2	10.033	17.04	0.0000704
誤差（err）	10.60	18	0.589		
全体（tot）	153.87	29			

EZRのメニュー操作

［統計解析］⇒［連続変数の解析］⇒［複数の因子での平均値の比較（多元配置分散分析 multi-way ANOVA)]

信頼性係数を求めるには

信頼性係数の計算には，分散分析表の平均平方和（MS）の値のみを利用します．通常の分散分析では，各々の平均平方和（MS）＝分散（V）ですが，信頼性係数の計算においては，a人の被験者をb人の検者が評価している，あるいは，1人の検者がb回評価している場合，各々の平均平方和（MS）と分散（V）の関係は以下の式で表されます[*2].

誤差分散（V_{err}）＝MS_{err}

被験者の分散（V_{pat}）＝（$MS_{pat}-MS_{err}$）／b

検者の分散（V_{obs}）＝（$MS_{obs}-MS_{err}$）／a ……………（付2-2）式

＊2 Streiner DL, Norman GR. Health measurement scales, Oxford University press, Oxford, 2003

検者内信頼性

数値例4－3では，各々の被験者を1人の検者が繰り返して評価するので，検者の分散を誤差分散に含めて1元配置分散分析を行います（**表 付2－3**）．

各々の被験者を1人の検者が3回評価しているので，（付2－2）式に $MS_{pat}=13.689$，$MS_{err}=1.533$，$b=3$ を代入して，

誤差分散（V_{err}）$=1.533$

被験者の分散（V_{pat}）$=(13.689-1.533)/3=4.052$

これを（4－2）式（☞4.1　信頼性）に代入して，検者内信頼性を表す級内相関係数，ICC（1）を計算します．

$$r=\frac{V_{pat}}{V_{pat}+V_{err}} \quad \cdots\cdots\cdots\cdots\cdots（4-2）式$$

$$=4.052/(4.052+1.533)=0.725$$

検者間信頼性

数値例4－4では，各々の被験者を複数の検者が繰り返して評価するので，被験者と検者という2つの因子を同時に含む2元配置分散分析（twoway ANOVA）を行います（**表 付2－4**）．

10人の被験者を3人の検者が評価しているので，（付2－2）式に，$MS_{pat}=13.689$，$MS_{obs}=10.033$，$MS_{err}=0.589$，$b=3$，$a=10$ を代入して，

誤差分散（V_{err}）$=0.589$

被験者の分散（V_{pat}）$=(13.689-0.589)/3=4.367$

検者の分散（V_{obs}）$=(10.033-0.589)/10=0.944$

①順序の一致[*3]

被験者の分散（V_{pat}）と誤差分散（V_{err}）を（4－2）式に代入して，検者間

＊3　評価スケールを用いる検者には，全体に高い目に（症状を重く）評価したり，患者間の差を小さく評価したりといった固有の癖（系統誤差）があるが，一般的な評価スケールの使い方をする時には，3人の検者の間で，例えば，患者1の痛みが患者2より強い，という順序が一致していれば，スコアが同じである必要はない．

信頼性を表す級内相関係数，ICC（C,1）を計算します．

$$r = \frac{V_{pat}}{V_{pat} + V_{err}} \quad \cdots\cdots\cdots\cdots\cdots（4－2）式$$

$=4.367／(4.367+0.589) =0.881$

②絶対的一致

ある点数以上を取らなければ合格できない能力テストなど，各検者の点数にあまり差があってはいけない場合には，評価者間のばらつきも含めた以下のような形の信頼性係数が用いられます．

V_{pat} と V_{err}，および検者の分散（V_{obs}）を以下の式に代入して，検者間での絶対的一致を表す級内相関係数，ICC（A,1）をを計算します．

$$r = \frac{V_{pat}}{V_{pat} + V_{obs} + V_{err}} \quad \cdots\cdots\cdots\cdots\cdots（付2－3）式$$

$=4.367／(4.367+0.944+0.589) =0.740$

R の icc() 関数を用いて ICC（A,1）を求めるには，引数は type="agreement" とし，それ以外は数値例 4－4 と同じです．

excel による分散分析

excel のアドインソフト（最初から excel に組み込まれているプログラム），分析ツール（データ分析）を利用すると，元のデータセット，data_score1 をそのまま読み込むことができるので R を用いるより簡便です．R を使わずに信頼性係数を求めることができます．

excel の「データ」タブのリボンの項目に「データ分析（分析ツール）」がない場合は，まず，以下の操作を行ってください．

1. ［ファイル］→［オプション］→［アドイン］→［設定］を選択．
2. ［有効なアドイン］ダイアログボックスが現れる．
3. ［分析ツール］をチェックし，ダイアログボックスを閉じる．

１元配置分散分析は，分析ツール（データ分析）の「分散分析：一元配置」を選択して，「入力範囲」に data_score1 の数値データ部分を選択し，「データ方向」を「行」とします．

２元配置分散分析表は，「分散分析：繰り返しのない二元配置」を選択して，「入力範囲」に data_score1 の数値データ部分を選択します．

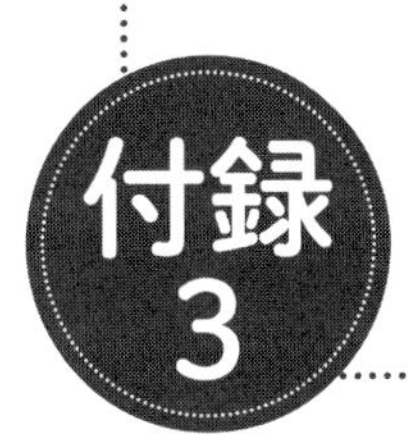

付録3 診断法の有用性の指標

単一の因子（2 値カテゴリ）による予測

予測モデルの最も単純な例として，2 値カテゴリの予測因子（例，特定の一塩基多型：SNP の有無）によって，2 値のアウトカム（例，特定の疾患の有無）を予測する場合を考えてみましょう．アウトカムはすでに確立した基準，ゴールドスタンダード（gold standard）により診断されている必要があります．例えば，がんを診断する場合，現在のところ CT などの画像診断がゴールドスタンダードとなっています．同一患者にスクリーニング検査として予測因子の検査とゴールドスタンダード法による検査を実施し，両方の結果がどの程度一致しているかを調べます．

検査結果は以下のようなクロステーブルで表すことができます（表 付3－1，a，b，c，d，n は人数）．

表 付3－1　予測因子と観察されたアウトカムのクロステーブル

		予測因子（スクリーニング検査）		
		なし	あり	合計
観察されたアウトカム（ゴールドスタンダード検査）	なし	真陰性 (true negative, tn): a	偽陽性 (false positive, fp): b	a + b
	あり	偽陰性 (false negative, fn): c	真陽性 (true positive, tp): d	c + d
	合計	a + c	b + d	n

特異度（specificity）と感度（sensitivity）は以下のように定義されます．

「アウトカムなし」における，「予測因子なし」の割合

$$特異度 = \frac{a}{a+b} \qquad \cdots\cdots\cdots\cdots\cdots（付3-1）式$$

「アウトカムあり」における，「予測因子あり」の割合

$$感度 = \frac{d}{c+d} \qquad \cdots\cdots\cdots\cdots\cdots（付3-2）式$$

検査の開発者にとって最も重要なのは特定の病態をどれだけ正しく判別する能力があるかという点ですが，検査を実施した医師や検査を受けた患者にとっては，検査前のリスク（特定の疾患を持つ可能性）と比較して，検査後のリスクが変化するかということが重要であり，以下の指標が用いられます．

陽性予測値（positive predictive value, PPV）：「予測因子あり」の場合に，患者が実際に「アウトカムあり」となる割合

$$PPV = \frac{d}{b+d} \qquad \cdots\cdots\cdots\cdots\cdots（付3-3）式$$

陰性予測値（negative predictive value, NPV）：「予測因子なし」の場合に，患者が実際に「アウトカムなし」となる割合

$$NPV = \frac{a}{a+c} \qquad \cdots\cdots\cdots\cdots\cdots（付3-4）式$$

陽性尤度比（positive likelihood ratio, LR＋）：「予測因子あり」の場合に，患者が実際に「アウトカムあり」となる可能性が何倍になるかを表す

$$LR+ = 感度 / (1 - 特異度) \qquad \cdots\cdots\cdots\cdots\cdots（付3-5）式$$

陰性尤度比（negative likelihood ratio, LR－）：「予測因子なし」の場合に，患者が実際に「アウトカムあり」となる可能性が何分の1に減少するかを表す

LR－＝（1－感度）／特異度 ……………（付3-6）式

特異度，感度，PPVおよびNPVは0～1の値をとり，高いほど有用性が高く，完全無欠の検査であればいずれも1になります．また，陽性尤度比は高いほど，陰性尤度比は0に近いほど，検査の有用性は高いと言えます[*1]．

Rを利用して診断法の有用性の指標を求めるには

単一の予測因子（2値カテゴリ）による予測の例として，データセット，data_x（☞7.2 ロジスティック回帰モデルの構築）のfactorAのみによって，eventの発生を予測してみましょう．

Rを利用する場合は，pROCライブラリに含まれるroc()関数を用います．本来は予測因子が連続量データの場合にROC曲線を描くためのライブラリですが，予測因子が2値カテゴリデータの場合にも利用できます．

coords()関数においてret＝c()で指定することにより，感度と特異度以外にもさまざまな指標が得られます．詳細はpROCライブラリのReference manual[*2]を参照してください．

＊1 奥田千恵子．親切な医療統計学（改訂2版），金芳堂，京都，2019

＊2 https://cran.r-project.org/web/packages/pROC/pROC.pdf

数値例 付 3-1

```
> data_x <- read.csv ("data_x.csv")
> library (pROC)
> # roc()関数により，factorA によりeventの発生確率を計算し，pred_2とする
> pred_2 <- roc (data_x$event, data_x$factorA)
Setting levels: control=0, case=1
Setting direction:  controls < cases
> coords (pred_2,  x="best", ret=c("threshold","tn","tp","fn","fp",
+ "sensitivity","specificity","npv","ppv"))
          threshold  tn tp fn fp sensitivity specificity       npv       ppv
threshold       1.5 166 15 16 53    0.483871   0.7579909 0.9120879 0.2205882
```

[解説]

クロステーブルにまとめると以下のようになる．

		予測因子（factorA）		
		なし（0）	あり（1）	合計
観察されたアウトカム（event）	生存（0）	tn ＝ 166	fp ＝ 53	219
	死亡（1）	fn ＝ 16	tp ＝ 15	31
	合計	182	68	n ＝ 250

$\text{specificity} = 166/219 = 0.7579909$

$\text{sensitivity} = 15/31 = 0.4838710$

$\text{ppv} = 15/68 = 0.2205882$

$\text{npv} = 166/182 = 0.9120879$

$$\begin{aligned}\text{LR}+ = \text{sensitivity}/(1-\text{specificity}) &= 0.4838710/(1-0.7579909)\\ &= 0.4838710/0.2420091 = 1.9993918\end{aligned}$$

$$\begin{aligned}\text{LR}- = (1-\text{sensitivity})/\text{specificity} &= (1-0.4838710)/0.7579909\\ &= 0.516129/0.7579909 = 0.6809171\end{aligned}$$

EZRのメニュー操作

［統計解析］⇒［検査の正確度の評価］⇒［定性検査の診断への正確度の評価］

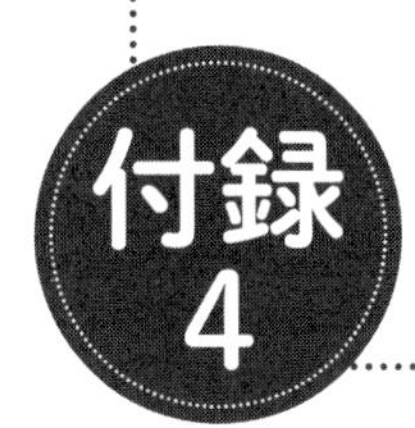

付録4 一般化線形モデル

回帰モデル

回帰分析において，変数の関係を数式で表したものを回帰モデル（regression model）と呼びます．例えば，強い相関関係にある２つの変量の関係を数式で表すとすれば，最も単純な回帰モデルは直線です．回帰分析の変数は，目的変数（response variable）（従属変数ともいう）と，説明変数（explanatory variable）（独立変数ともいう）の区別があります．変数の役割を入れ替えると回帰モデルの値が変わってしまいます．

目的変数が連続量データの場合に用いる回帰分析を，他の回帰分析と区別する場合は，線形回帰分析（linear regression analysis）と呼びます．

線形モデル

線形モデル（linear model, LM）とは，目的変数が連続量データの場合に用いる線形回帰分析をはじめとして，ｔ検定や分散分析，反復測定分散分析，共分散分析など，残差（residual）[*1]が正規分布（normal distribution）に従うことを前提とする解析手法を包括的に扱うことができる統計モデルです．

１つの目的変数，ｙと，１つの説明変数，ｘの関係を表す２変量線形モデルは，

$$y = \beta_0 + \beta_1 \times x \quad \cdots\cdots\cdots\cdots\cdots \text{（付 4－1）式}$$

という，２変数が直線関係にあることを表す数式です．ｙ切片：β_0と傾き：β_1を，回帰係数（regression coefficient）と呼びます．

多変量線形モデルでは，複数の説明変数：$x_1, x_2, \cdots\cdots, x_k$が全体として目的変数：ｙとの間に線形関係がある，すなわち，各説明変数の回帰係数，$\beta_1, \beta_2, \cdots\cdots, \beta_k$が加法的に（足し算の形で）結合していることを指します．回

＊１　当てはめたモデルから得られる予測値と実際に観測された値との差．

帰係数はモデルのパラメータ（parameter）とも呼ばれます．他の説明変数の影響を取り除いた上で，それぞれの説明変数が目的変数に対してどの程度の重みを持つかを表しています．

説明変数に関しては，x^2 や$\sqrt{x}$などの項が入っている場合も線形モデルと呼びます．モデルの右辺全体を線形予測子（linear predictor）と呼びます．

$$y = \beta_0 + \beta_1 \times x_1 + \beta_2 \times x_2 + \cdots + \beta_k \times x_k \quad \cdots\cdots\cdots\cdots\cdots \text{（付 4-2）式}$$

モデルに組み込まれたk個の説明変数はそれぞれ独立している（別々の次元を持つ）と仮定します．説明変数が1つの場合は，目的変数との関係は平面上でグラフを描くことができます．説明変数が2つなら3次元の空間でグラフ化できますが，説明変数が3つ以上だともう可視化はできません．

一般化線形モデル

一般化線形モデル（generalized linear model, GLM）は，「残差が正規分布に従っている」という線形モデルの前提条件を取り払い，連続量データだけではなく離散量データも扱えるようにした拡張性の高いモデルです．GLMの右辺は，LMと全く同じ形式の線形予測子です．左辺の目的変数は，線形予測子とどのように関係づけるかをリンク関数（link function）で指定します．適切なリンク関数を指定することができれば，様々な確率分布に従うデータを目的変数とすることができます．臨床データによく見られる2項分布や多項分布，ポアソン分布などに従う離散量データもGLMによる解析ができます．

GLMの中で最もよく用いられているのが2項ロジスティック回帰モデルです．（7-1）式（☞7.1　ロジスティック回帰モデルの基本）に示すように，リンク関数として対数オッズを用いて，2項分布（binomial distribution）に従うデータ（例，生存／死亡）を連続量（例，死亡率）に変換しています*2．

$$\log\frac{\pi}{1-\pi} = \beta_0 + \beta_1 \times x_1 + \beta_2 \times x_2 + \cdots + \beta_k \times x_k \quad \cdots\cdots\cdots\cdots\cdots \text{（7-1）式}$$

最尤推定法

GLM ではパラメータを求めるために最尤推定法（maximum likelihood estimation）を用います．最尤推定法はさまざまな分布に従うデータを扱うことができます．データが正規分布に従う場合は，最尤推定法により得られるパラメータは最小 2 乗法（least square method）による値と同じ値になります．つまり，最小 2 乗法は最尤推定法の特殊な場合であると考えることができます．

最尤推定法では尤度（likelihood）という統計量を用います．推測統計学ではパラメータは母集団における唯一無二の固定値であり，データからパラメータを推定しますが，尤度という概念はこの考え方を逆転させます．得られたデータを固定値として扱い，パラメータがどんな値だったら最もデータに適合しているかを推定します．

GLM では対数尤度が最大になるようにパラメータを求めます．最大対数尤度（maximum log likelihood）は最尤推定法を用いたモデルの当てはまりの良さを表す最も基本的な指標です．最大対数尤度に −2 を掛けた値をデビアンス（deviance）と呼びます．最大対数尤度と符号が逆になりますから，「デビアンスの値が小さいほど当てはまりの良いでモデルである」と言えます．ただし，絶対的な指標としてではなく，他のモデルと比較した時の相対的な適合度を比較するために使用されています．

多くのデータ点の近傍を通る（残差の少ない）複雑なモデルを当てはめようとすれば多くのパラメータが必要となります．パラメータ数の多いモデルはモデル開発に用いたデータには当てはまっていたとしても，他のデータセットにも同じようにうまく当てはまるとは限りません．

高い性能を持つモデルとは，未だ観測されていないサンプルの値も予測できるモデルです．パラメータ数が少ない単純なモデルの方が予測モデルとしては優れている場合もあります．赤池情報量規準（Akaike's information

---

＊2　Korosteleva O. Advanced Regression Models with SAS and R, 1st edition, Chapman and Hall/CRC, 2018（https://doi.org/10.1201/9781315169828）

criterion, AIC) やベイズ情報量規準 (Bayesian information criterion, BIC) は，デビアンスより予測の良さを重視するモデル選択基準ですが，これらもまた，相対的な適合度の指標です．

GLM の利用目的

2 項ロジスティック回帰モデルをはじめとする GLM の医療分野における利用目的は大きく 2 つに分けられます[*3]．

Ⅰ．絶対的リスクの推定：個々の患者において，アウトカム（例，死亡）が発生する確率を求める．

本書における使い方です．個々の患者の絶対的リスクを推定することを主たる目的としています．医療分野で用いられる主な予測モデルは，「診断予測モデル」と「予後予測モデル」です．特定の患者において，前者は，現時点でアウトカム（例，解剖学的病変）が存在する確率を求めるのに対して，後者は，将来までのある期間にアウトカム（例，死亡）が発生する確率を推定します．

Ⅱ．相対的リスクの検定：予測因子ごとに，特性の異なる患者間でアウトカムの発生率の差を調べる．

一般的な臨床研究における使い方です．説明変数ごとに，特性の異なる患者（複数）間のアウトカム発生率に差があるかどうか調べます．2 項ロジスティック回帰モデルの場合は，各説明変数のパラメータを指数変換し，オッズ比 (odds ratio, OR)，$\frac{\pi_2}{1-\pi_2} \Big/ \frac{\pi_1}{1-\pi_1} = e^{\beta}$ を求めます．

例えば，ある疾患において治療法（原因）とアウトカム（結果）の関係を論じる際に，もし男性には治療法 A，女性には治療法 B がよく用いられる傾向があるとすれば，2 つの治療法の有効性を比較するには，まず性別の影響を除く必要があります．原因と思われる因子と，結果と思われる因子，その

＊3　Katz MH（著），木原雅子，木原正博（監訳），医学研究のための多変量解析，一般回帰モデルからマルチレベル解析まで，メディカル・サイエンス・インターナショナル，東京，2008

両方と関わりのある因子を交絡因子（confounding factor）と呼びます.

交絡因子の可能性のある因子（この例の場合は性別）もモデルに含めて解析することによりその影響を除き,「治療法Aを受けた患者（複数）は, 治療法Bを受けた患者（複数）より, 平均してアウトカムがよい」といった結論を導くことができます[*4].

Rを利用して相対的リスクの検定を行うには

データセット, data_x により2項ロジスティック回帰モデル, model_logist を構築し（☞7.2 ロジスティック回帰モデルの構築, 数値例7－1), 各説明変数のパラメータを指数変換してオッズ比を求めます.

数値例 付 4-1

```
> data_x <- read.csv ("data_x.csv")
> model_logist <- glm (event~age+sex+factorA+factorB, data=data_x,
+ family=binomial)
> summary (model_logist)      #  モデルの要約〈数値例7－1〉と同じ
         ……(略)……

Coefficients:
              Estimate    Std.Error  z value  Pr(>|z|)
(Intercept)  -8.12876     1.68832    -4.815   1.47e-06  ***
age           0.08396     0.02213     3.794   0.000148  ***
sex           0.16994     0.44687     0.380   0.703732
factorA       1.34262     0.43086     3.116   0.001832  **
factorB      -1.03964     0.46137    -2.253   0.024235  *
           ……(略)……

> exp (coef (model_logist)) #  各説明変数のパラメータを指数変換し, オッズ比を求める
(Intercept)        age          sex          factorA       factorB
0.0002949344  1.0875866080  1.1852337935  3.8290804215  0.3535813989
```

＊4 奥田千恵子. 医療従事者のためのリアルワールドデータの統計解析 はじめの一歩, 金芳堂, 京都, 2019

[解説]

例えば，sexのオッズ比，$\frac{\pi_2}{1-\pi_2} \Big/ \frac{\pi_1}{1-\pi_1}$（男性：1 vs 女性：2）は，以下のように計算される．

$$e^{\beta}=e^{0.16994}=\exp(0.16994)=1.1852337935$$

女性（2）は男性（1）の1.185倍リスク（アウトカム発生確率）が高いと言える．

同様の計算により，年齢ageは1歳増えるごとにリスクが1.088倍，factorA保有者（2）は非保有者（1）の3.829倍，factorB保有者（2）は非保有者（1）の0.353倍になる．

EZRのメニュー操作

［統計解析］⇒［名義変数の解析］⇒［二値変数に対する多変量解析（ロジスティック回帰）］

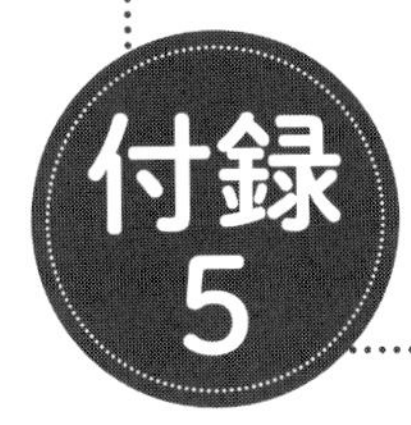

付録5 Cox 比例ハザード回帰モデル

観察の打ち切り

追跡が比較的短期間の場合は，全被験者のイベントの発生／非発生を確認することが可能ですが，長期間の追跡の場合，研究期間中にイベント（例，死亡）を経験するのは一部の被験者のみであり，それ以外はイベントの発生／非発生が不明になってしまいます．このような被験者は，「観察の打ち切り（censored）」という意味で「打ち切り症例」と呼ばれます．研究期間中にイベントが観察された被験者は「非打ち切り症例」です．

例えば，がんによる死亡を調べる研究では，打ち切りは以下のような場合に発生します．

a. 研究が終了した時点でイベント（がんによる死亡）が起こらなかった．

b. 研究期間中に転居などにより追跡不能になった．

c. 研究目的とは別のイベント（がん以外の原因による死亡）が起こったため，それ以降の追跡が不可能になった．

生存時間のモデル化

観察の打ち切りを含むデータには，被験者を「観察した時間」を解析する手法を用います．生存時間だけでなく，寛解後の再発までの期間，感染性疾患の潜伏期間など，観察期間中１度だけ生じる事象であれば何でも時間の関数として解析できます．観察時間がなんらかの理論的統計分布に従うと仮定するモデルでは，指数モデル（exponential model），ワイブルモデル（Weibull model），ゴンペルツモデル（Gompertz model）など，分布の名前が付けられています．

しかし，医療分野では実際の生存時間の分布を適切に反映する統計分布を指定するのが難しいため，生存時間の分布に仮定を設けない，Cox 比例ハザード回帰モデル（Cox proportional hazard regression model）が汎用されています．ハザード（hazard）とは，（生存していることを前提として）観察されている患者が，その時点でイベント（例，死亡）が発生する瞬間的な確率（瞬間死亡率）を表します．ハザード，h(t) は，「時間とともに変化する」関数です．

Cox 比例ハザード回帰分析の基本

Cox 比例ハザード回帰モデルも，ロジスティック回帰モデルと同様に，以下の2つの利用方法が考えられます．

Ⅰ．絶対的リスクの推定：個々の患者において，アウトカム（例，死亡）が発生する確率を求める，

Ⅱ．相対的リスクの検定：予測因子ごとに，特性の異なる患者間（例，男性 vs 女性）でアウトカムの発生率（例，死亡率）に差があるかどうか調べる．

絶対的リスクの推定

特定の患者のハザード，h(t) は，ベースラインハザード（baseline hazard），$h_0(t)$ に対する比として表されます．$h_0(t)$ はすべての変数 x_i がゼロに等しい場合のハザード関数です．

$$\log\frac{h(t)}{h_0(t)} = \beta_1 \times x_1 + \beta_2 \times x_2 + \cdots + \beta_k \times x_k \quad \text{（付 5-1）式}$$

これを変換すれば，h(t) は，以下のように表されます．

$$h(t) = h_0(t) \times e^{(\beta_1 \times x_1 + \beta_2 \times x_2 + \cdots + \beta_k \times x_k)} \quad \text{（付 5-2）式}$$

もし，特定の時点（例，がん診断後5年目，t=5）でのベースラインハザード値が得られれば，特定の患者の特定の時点でのハザード，h(t) を求めることができます．

ベースラインハザードの推定は困難

生存時間が特定の統計分布に従うと仮定するモデル（例，指数モデル）を利用すれば，ハザード関数を導出し，ベースラインハザード，$h_0(t)$ を直接推定することができますが，現在のところ，そのようなモデルが組み込まれた汎用統計パッケージが少ないため利用例は稀です[*1]．

一方Cox比例ハザード回帰モデルではベースラインハザード，$h_0(t)$ を直接推定することができません．医療分野での予測モデルとしてCox比例ハザード回帰モデルが用いられている論文において，どのような値をベースラインハザード値の代用にしたのかを報告しているものがほとんどないため，他の研究者がそのモデルの妥当性を検証することができないのが現状です[*2]．

相対的リスクの検定

特性の異なる患者（複数）のハザード〔例，男性のハザード：$h_1(t)$，女性のハザード：$h_2(t)$〕の比を求めます．ハザードに影響を及ぼす因子がk個ある場合，ハザード比の対数，$\log\frac{h_2(t)}{h_1(t)}$と，説明変数，$x_1$, x_2, ……, x_kが結合した線形予測子（linear predictor）との関係は以下のように表されます[*3]．

$$\log\frac{h_2(t)}{h_1(t)}=\beta_1\times x_1+\beta_2\times x_2+\cdots\cdots+\beta_k\times x_k \cdots\cdots\cdots\cdots\cdots \text{（付5−3）式}$$

ロジスティック回帰モデルと同様，各説明変数のパラメータ，β_1, ……, β_kは，他の変数を調整した（影響を取り除いた）上で，その変数の変化が目的変数にどれほどの効果をもたらすかを示しています．β_iが正の値を持つ場合，変数x_iの値が大きい方が，ハザードが大きく，生存時間が短くなることを示します．β_iが負の値を持つ場合は逆になります．

Cox比例回帰モデルの構築

上述のような理由から，医療分野での生存時間分析のほとんどは，Cox比例ハザード回帰モデルによるⅡ.相対的リスクの検定に限られています．

Cox比例ハザード回帰モデルを構築するには，ロジスティック回帰モデル

＊1　Bradburn MJ, Clark TG, et al. Survival analysis part II: multivariate data analysis - an introduction to concepts and methods. Br J Cancer 2003; 89: 431

＊2　Moons KG, Altman DG, et al. Transparent reporting of a multivariable prediction model for individual prognosis or diagnosis (TRIPOD): explanation and elaboration. Ann Intern Med 2015; 162: W1

＊3　ロジスティック回帰モデルと異なり，Cox比例ハザード回帰モデルには，切片，β_0はない．

における，「アウトカムの有無」を表す変数の代わりに，特定の時点（例，研究への組み入れ時点）からの「観察時間」と，「打ち切りの有無」という2つの変数が必要です．

Rを利用してCox比例ハザード回帰分析を行うには

架空のデータセット，data_s（表 付5-1）の"time"および"stat"は，それぞれ「観察時間」と「打ち切りの有無」を表す変数，説明変数は年齢，およびイベント発生に影響のある因子Aです．

survivalライブラリ[*4]に含まれるcoxph()関数を利用してコックス比例ハザード回帰モデルを構築し，survfit()関数により，因子Aの保有者と非保有者に分けてKaplan-Meier生存曲線を描くことができます．

表 付5-1　データセット（data_s）の最初の10症例

No.	time	stat	age	factorA
1	59	1	72	2
2	115	1	74	2
3	156	1	66	2
4	421	0	53	2
5	431	1	50	2
6	448	0	56	1
7	464	1	57	2
8	475	1	60	2
9	477	0	64	2
10	563	1	55	1

No.：患者の識別番号
time: 観察時間（day）
stat: 打ち切り症例（0＝生存，1＝死亡）
age: 年齢（連続量）
factorA: イベント発生に影響のある因子A（1＝因子非保有，2＝因子保有）

数値例 付 5-1

```
> data_s <- read.csv ("data_s.csv")
> library(survival)                          # ライブラリの読み込み
> # Cox 比例ハザード回帰モデルを構築する
> model_cox <- coxph (Surv(time, stat==1)~age+factorA, data=data_s)
> model_cox                                  # モデルの要約

Call:
coxph(formula=Surv(time, stat==1)~age+factorA, data=data_s) ……… 1)
           coef  exp(coef)  se(coef)      z        p
age     0.13768    1.14761   0.04963  2.774  0.00553……… 2)
factorA 0.65105    1.91755   0.72882  0.893  0.37170
Likelihood ratio test=14.47  on 2 df,  p=0.0007212
n= 26, number of events= 12

> # Kaplan-Meier 生存曲線を描く                              ……… 3)
> s <- survfit (Surv(time, stat==1)~factorA, data=data_s)
> # 図の描き方を指定
> plot (s, las=1, mark.t=T, xlab="Survival Time (days)",
+ ylab="Overall Survivial", lty=1:2)
> legend ("topright", legend=names(s$strata), lty=1:2)
```

＊4　生存分析を行うライブラリ．Therneau T. A package for survival analysis in R. R package version 3. 2-13. 2021（https://CRAN.R-project.org/web/packages/survival/）

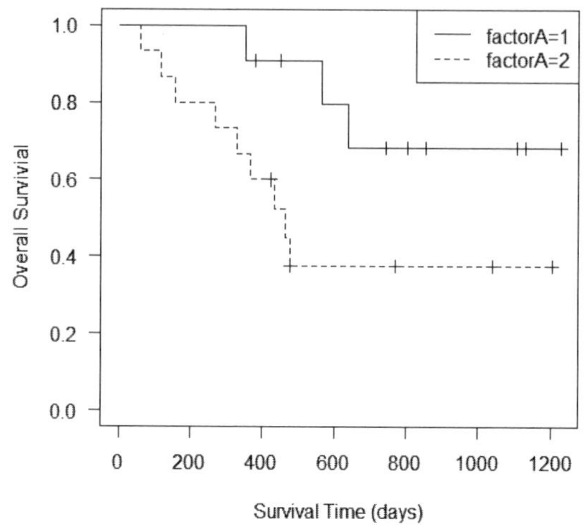

[解説]

1)　coxph()関数の引数は，モデル：Surv（time, stat==1）~ age + factorA, データセット名：data = data_s. stat==1 は，イベントあり（死亡）を1とすることを表す.

2)　パラメータ推定値とその検定結果

　相対的リスクの検定（特性の異なる患者間のハザード比，$h_2(t)$ ／ $h_1(t)$ を求める）には，各説明変数の回帰係数の推定値，coef を指数変換した exp(coef) を読む．ハザード比は，年齢（age）が1歳増えるごとに 1. 14761 倍（P ＝ 0. 00553），factorA 保有者は非保有者の 1. 91755 倍（P ＝ 0. 37170）になる.

3)　survfit() 関数，および plot() 関数により，カテゴリ変数である factorA で層化して Kaplan-Meier 生存曲線を描くことができる（年齢は連続変数のままでは描けないため，若年者／高齢者などにカテゴリ化する必要がある）．ハザードが大きい factorA 保有者（2）の方が非保有者（1）より生存時間が相対的に短くなることがわかる（有意差はない）.

EZR のメニュー操作

［統計解析］⇒［生存期間の解析］⇒［生存期間に対する多変量解析（Cox比例ハザード回帰）］

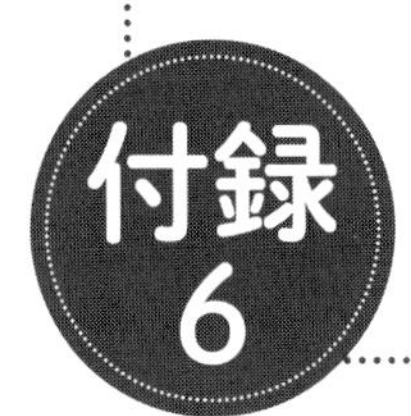

付録6 欠測値の多重補完法

連鎖式による多重代入法（multivariate imputation by chained equations, MICE）は，欠測値の多重補完法の代表的な手法です（☞6.2　欠測値の扱い）．複数の変数において，個人ごとに異なるパターンで欠測が生じた時に，すべての利用可能なデータを用いて補完ができる方法として，近年よく用いられています．

Rを利用して欠測値の多重補完を行うには

data_x（表7－1）（☞7.2　ロジスティック回帰モデルの構築）の4つの説明変数に複数の欠測（NA）があるデータセット，data_x_missingを用います．

Miceライブラリ[*1]を利用して補完データセットを生成し，2項ロジスティック回帰モデルにより得た複数のパラメータ推定値を統合します．

数値例 付6-1

```
> # データセットを読み込む
> data_x_missing <- read.csv ("data_x_missing.csv")
> library (Mice)                              # ライブラリを読み込む
> # data_x_missing の欠測値(NA)を含む行を抽出して中身を確認する … 1)
> ic (data_x_missing)
      No.   sex   age  factorA factorB event
8       8     2    NA        2       1     1
19     19     1    53       NA       2     0
23     23     1    46        1      NA     0
24     24     1    NA        1       1     1
26     26     1    NA        1       1     0
```

＊1　多重代入法のライブラリ．van Buuren S, Groothuis-Oudshoorn K. mice: Multivariate Imputation by Chained Equations in R." J Stat Softw 2011; 45, 1 (https://www.jstatsoft.org/v45/i03/)

```
27      27  NA  46   NA   1   0
42      42   1  NA    2   1   1
63      63   2  75   NA   2   0
97      97   2  66    1  NA   0
114    114  NA  80    1   2   0
120    120   1  43   NA   1   0
135    135   2  NA    1   2   0
163    163  NA  57    1   1   0
176    176   1  49    1  NA   0
182    182  NA  42    1   1   0
187    187   1  59    1  NA   0
191    191   1  73   NA   1   0
249    249  NA  64    1  NA   0

> # 100組の補完データセットを生成し，impとする（①代入ステージ）．……2）
> imp <- mice (data_x_missing, m=100, method="pmm", seed=66573,
+ print=FALSE)
> # 補完データセットimpの最初の1組の中身を確認する……………………3）
> complete(imp)
     No.  sex  age  factorA factorB event
1      1    1   60        1       2     0
2      2    2   80        2       1     1
3      3    2   34        2       2     1
4      4    2   58        1       2     0
5      5    1   62        1       1     0
6      6    2   71        1       2     0
7      7    2   70        2       2     0
8      8    2   65        2       1     1
9      9    1   59        1       2     0
                  ……（略）……
246  246    1   70        1       2     0
247  247    2   73        1       2     0
248  248    1   72        1       2     0
249  249    1   64        1       1     0
250  250    1   79        2       2     1

> # impを用いて2項ロジスティック回帰分析を行う（②解析ステージ）……4）
```

```
> fit <- with (imp, glm (event~age+sex+factorA+factorB,
+ family=binomial))
> # 最初の1組によるモデルのパラメータを確認する ………………………… 5)
> f <- getfit (fit, 1)
> f
Call:  glm (formula=event~age+sex+factorA+factorB,
+ family=binomial)
Coefficients:
(Intercept)        age         sex       factorA      factorB
   -9.0434        0.0975      0.1771       1.3360      -1.0797
Degrees of Freedom: 249 Total (i.e. Null);  245 Residual
Null Deviance:      187.4
Residual Deviance: 153.5        AIC: 163.5

> # 個々の推定値を統合して最終的なパラメータ推定値を得る(③統合ステージ) … 6)
> comb <-pool (fit)
> summary (comb)

          term   estimate  std.error statistic        df      p.value
1 (Intercept) -9.0754676 1.88596053 -4.812120  223.3700 2.748854e-06
2         age  0.0984088 0.02491412  3.949920  217.3302 1.056552e-04
3         sex  0.1408025 0.45609355  0.308714  240.8255 7.578060e-01
4     factorA  1.3515624 0.43978466  3.073237  241.1995 2.360835e-03
5     factorB -1.0772837 0.46883948 -2.297767  242.4376 2.242737e-02
```

[解説]

1) ic()関数により，データセット data_x_missing の 250 人中，欠測値のあるデータを抽出する．18 人のデータに，4 つの説明変数，sex：性別（1＝男性，2＝女性），age：年齢，factorA: 因子 A（1＝非保有，2＝保有），および，factorB: 因子 B（1＝非保有，2＝保有）のいずれかに，合計 20 の欠測値（NA）があることがわかる．

2) mice()関数により，補完データセットを生成し，imp に代入する．パラメータ推定値が安定するよう補完値の組数を指定する（m＝100）．補完値の生成方法を指定する（method = "pmm"*2）．引数を省略すると初期設定[*3]が適用される．生成される補完値の組を再現したい場合は，乱数のシードを指定しておく（seed＝66573)．

3）complete()関数により，imp に代入された100組の疑似的な完全データセットの最初の1組を出力し，中身を確認する．例えば，No. 8の age には65（歳)，No. 249の sex に1（男性)，factorB には1（因子非保有）が補完されていることがわかる．

4）with()関数により，疑似的完全データセット imp に，個別に，glm()関数を用いて2項ロジスティック回帰モデル，event~age + sex + factorA + factorB を適合し，得られたパラメータ推定値（100組）を fit に代入する．

5）getfit()関数により，fit の最初のモデルのパラメータ推定値を確認する．

6）pool()関数により，100組のパラメータ推定値を統合した結果を comb に代入し，summary()関数により要約する．変数（term)，パラメータ推定値（estimate)，推定値の標準誤差（std.error)，検定統計量（statistic)，自由度（df)，P 値（p.value）

元の data_x を用いたパラメータ推定値（☞7.2　ロジスティック回帰モデルの構築，数値例7-1）と比較すると，かなり近い値が得られています．

＊2　予測平均マッチング（predictive mean matching, pmm）とは，まず線形回帰モデルによって欠測値を予測し，その後予測値に最も近い観測値に置き換えるという方法．

＊3　mice ライブラリでは補完値の生成アルゴリズムが多数用意されており，初期設定では数値変数には予測平均マッチング（pmm)，2値変数にはロジスティック回帰（logreg)，3値以上の順序のないカテゴリ変数には多値ロジスティック回帰（polyreg)，順序カテゴリ変数には比例オッズモデル（polr）が適用される．この数値例ではすべての変数を数値データとして扱っているため，method = "pmm" を省略しても pmm が適用される．

欧文索引

D

E

F

N

O

P

Q

R

S

T

和文索引

す

せ

そ

た

ち

て

と

な

に

ね

の

は

ひ

ふ

ろ

わ

［著者略歴］
奥田　千恵子　医学博士
1972 年　京都大学薬学部製薬化学科卒業
1986 年　京都府立医科大学麻酔学教室講師
1993 年　（財）ルイ・パストゥール医学研究センター基礎研究医療統計部門研究員
2011 年　横浜薬科大学教授
　　　　京都府立医科大学客員教授
2018 年　横浜薬科大学客員教授
［著　　書］
医薬研究者のための研究デザインに合わせた統計手法の選び方，金芳堂，京都，2009
医薬研究者のための統計記述の英文表現（改 3），金芳堂，京都，2010
医薬研究者の視点からみた道具としての統計学（改 2），金芳堂，京都，2011
医療系　はじめまして！統計学，金芳堂，京都，2015
親切な医療統計学（第 2 版），金芳堂，京都，2019
医療従事者のためのリアルワールドデータの統計解析　はじめの一歩，金芳堂，京都，2019
［訳　　書］
たったこれだけ！医療統計学（第 3 版），金芳堂，京都，2021

測れないものを測るには？　医療従事者のための
評価スケール・予測モデルの考え方・活かし方

2022 年 6 月 10 日　第 1 版第 1 刷 ©

著　者　　奥田千恵子　OKUDA, Chieko
発行者　　宇山閑文
発行所　　株式会社金芳堂
　　　　　〒 606-8425 京都市左京区鹿ケ谷西寺ノ前町 34 番地
　　　　　振替　01030-1-15605　　電話　075-751-1111（代）
　　　　　https://www.kinpodo-pub.co.jp/
印刷・製本　亜細亜印刷株式会社
装　丁　　神原宏一

落丁・乱丁本は直接小社へお送りください．お取替え致します．

Printed in Japan
ISBN978-4-7653-1904-1

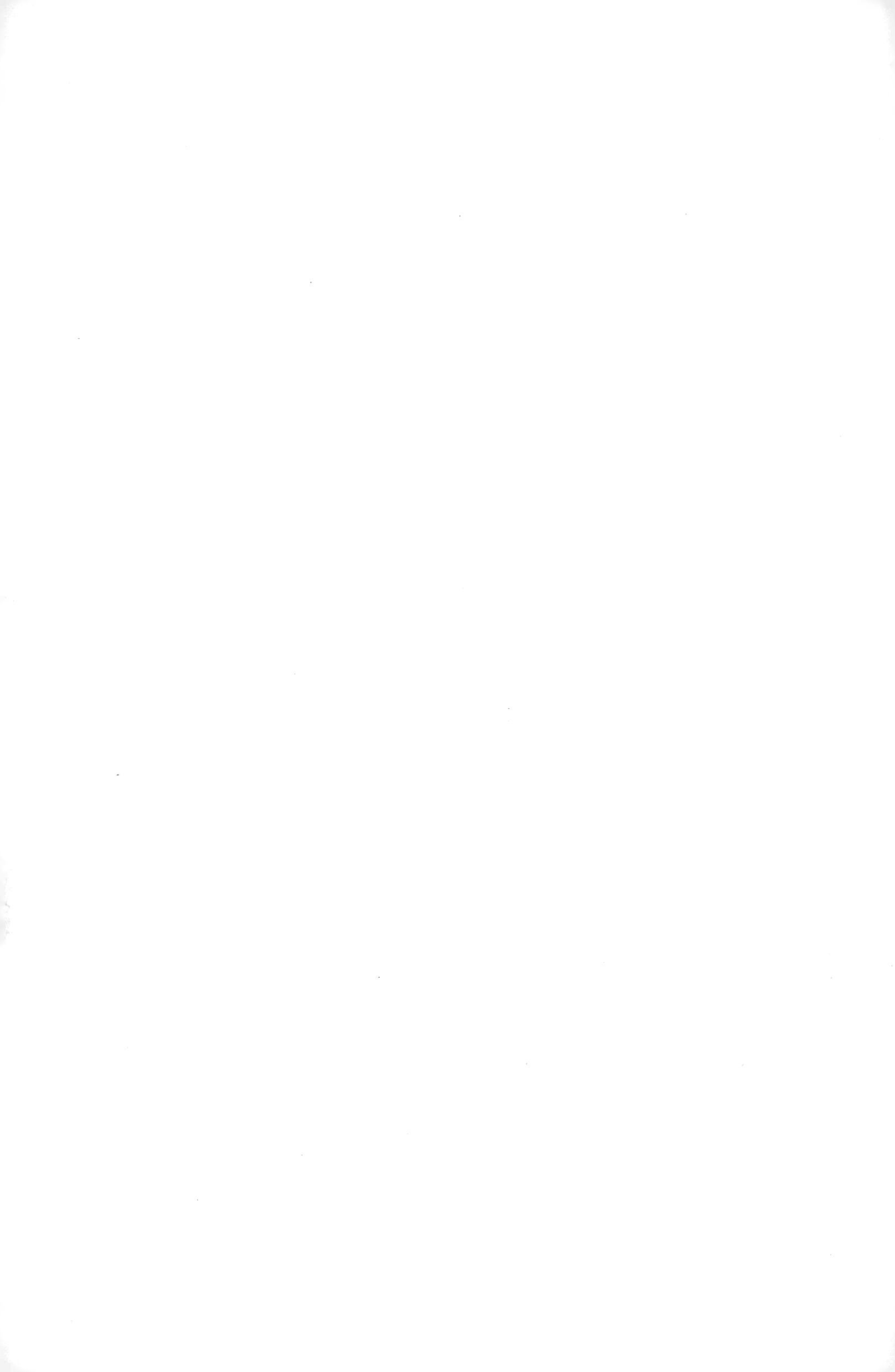